SCIENCE

岩波科学ライブラリー 218

iPS細胞はいつ患者に届くのか

再生医療のフロンティア

塚崎朝子

岩波書店

はじめに

That's one small step for [a] man, one giant leap for mankind.
――1人の人間にとっては小さな一歩だが、人類にとっては偉大な飛躍である。
（1969年、月面着陸を果たしたアポロ11号のニール・アームストロング船長の第一声）

人類が、歴史上初めて地球以外の天体に降り立った瞬間は、全世界に向けてテレビで中継された。お尋ねしたことはないが、山中伸弥氏、高橋政代氏……本書に登場される多くの研究者の方々も、子ども時代に、あの瞬間の興奮をリアルタイムで体験されたのではないか。

2006年に山中氏によって発見されたiPS細胞（人工多能性幹細胞）は、2013年、臨床研究としてヒトの治療に用いることが承認され、2014年に世界で初めて患者にiPS細胞由来の細胞が移植される予定だ。目の難病をもつ患者の目にわずか1・3㎜×3㎜の細胞シートを貼りつける治療だが、やはり、人類にとって飛躍であることは間違いない。

2012年には、山中氏にノーベル生理学・医学賞が授与された。いったん成熟した細胞を初期化することを証明し、発生学の基礎に革命をもたらしたことが受賞理由だが、そこには、先々の医療への貢献に対する大いなる期待も込められている。そして、今も自らを医師であると考えている山中氏は、「まだ、1人の患者さんの命も救っていない。1日も早くiPS細胞を医療の現場に届けたい」と、たゆまず研究を続けている。

再生医療について、動物実験の成果が報道されるたび、いやが上にも我々の期待は高まる。患者であればなおさらだ。しかし、現実には、iPS細胞が患者に届くまでには、越えなければならない壁がいくつもある。

iPS細胞のみならず、広く幹細胞を用いた細胞治療の実現を目指して、日々研究を続けている人たちに会い、その思いを聞いてみたい、そして、新規の医療技術が医療になるまでを追ってみたいと取材を重ね、まとめたのが本書である。

最近、私は、日本発の創薬に携わった科学者たちの創意工夫についてまとめた本を出した(『新薬に挑んだ日本人科学者たち』(講談社ブルーバックス))。本書は、いわばその姉妹編である。薬では治しきれない患者のために、細胞移植で治そうという再生医療があるからだ。

どんな素晴らしい物質が発見されても多能な幹細胞が発見されても、それは学術上の到達点に過ぎず、基礎医学の成果は、医療(治療)となって患者に届いて、初めて命が紡ぎだされる。既存の治療では治せない患者を治すための治療法の確立は、医学の使命であり、治せない患者がいなくなるまで、その営みに終わりはない。患者の痛みを自らの痛みとする多くの研究者たちが、確かな歩みで研究を前に進めていることにこそ、希望が見出せる。

目次

注　本書は、朝日新聞社刊「メディカル朝日」誌２００９年10月号〜２０１０年12月号の連載「命を紡ぎだす――再生医療の現場から」を大幅に加筆修正したものである。本文中は原則として敬称略、肩書きは２０１３年10月現在のものとした。本書の参考文献は、ウェブサイト http://www.iwanami.co.jp/moreinfo/029618０/top.html を参照。

1 夢からの一歩一歩
――iPS細胞応用への道

iPS細胞ができた!

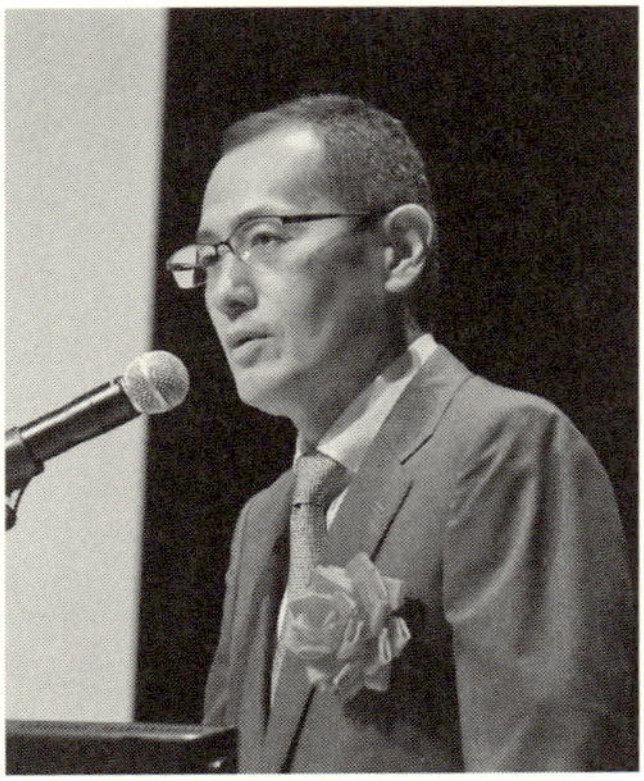

図1　山中伸弥．2013年8月26日，JST再生医療実現拠点ネットワークプログラムのキックオフシンポジウムにて．撮影：筆者．

2006年3月、北米屈指のスキーリゾート地、カナダ・ウィスラーで、世界の幹細胞研究者が一堂に会する「キーストン・シンポジウム」が開催された。演者として招かれていた京都大学再生医科学研究所の山中伸弥(図1)は、ライバルたちの前で特大ホームランを予告して、会場を大混乱に陥れた。そこには、1998年、世界で初めてヒト受精卵から胚性幹細胞(ES細胞)をつくり出したジェームス・トムソン(James A. Thomson)もいた。

人工的につくり出した幹細胞

ヒトの体は約60兆個の細胞からなるが、もとはたった1つの受精卵から細胞分裂が繰り返された結果である。受精卵は早い段階で、外胚葉、中胚葉、内胚葉の3層に分かれ、外胚葉からは皮膚や神経など、中胚葉からは骨、脂肪、筋肉、血液など、内胚葉からは肝臓や肺などのさまざまな内臓組織が形づくられていく。これら約300種類の細胞を生み出すおおもとの細胞が、幹細胞である。幹細胞は2つの細胞に分裂すると、1つは幹細胞のままで、もう1つは他の細胞に変化する。すなわち、幹細胞には、長期にわたって自らを複製・再生する能力と、自分とは異なる性質や機能をもつ細胞をつくり出す能力が備わっている。

受精卵は、成体のあらゆる細胞をつくり出すことができる万能細胞だが、成体にも、その分化能力に限界はあるものの、やはり多様な種類の細胞に分化する能力を保った「体性幹細胞」がある。骨髄には、血液のもととなる「造血幹細胞」に加え、間質細胞には骨・脂肪・筋肉などに分化する「間葉系幹細胞」が存在する。この他にも、肝臓の細胞をつくる「肝臓幹細胞」、神経細胞をつくる「神経幹細胞」など、いくつかの種類の体性幹細胞が見つかっている。

そして、幹細胞を人工的につくり出せることを証明したのが、１９８１年にマーチン・エバンス(Martin J. Evans)がマウスで樹立した「ＥＳ細胞」である。当初は発生学の研究に使うことを目的としていたＥＳ細胞は、受精卵が6〜7回分裂した初期胚(胚盤胞)の細胞を取り出して一定の条件下で培養することで作製される。ＥＳ細胞は、ほぼ無限に増殖させることができ、どんな細胞にも分化しうる能力(多能性)をもつのが特徴だ。エバンスのマウスＥＳ細胞から17年を経て、トムソンはヒトＥＳ細胞を樹立していた。

これに触発された山中は、１９９９年から本格的に幹細胞の研究を開始。ＥＳ細胞で特異的に発現する遺伝子を次々と同定し、その機能を解明しており、気鋭の研究者だった。

そして、冒頭の２００６年のシンポジウムの席上、わずか4種類の遺伝子をマウスの皮膚の線維芽細胞に導入して数週間培養することで、その細胞を初期化(リプログラミング)して、ＥＳ細胞のような多能性細胞に誘導できたという発表を行ったのだ。

4種類の遺伝子の内訳は伏せられていたが、途切れることのない聴衆からの質問に答え、山中は、幹細胞研究者にはよく知られた*Oct3/4*が含まれていることを明かした。しかしその全貌を知るには、8月25日号の『セル』誌が出るのを待たねばならなかった。

さまざまな組織や臓器に分化させることが可能で、ほぼ無限に増殖する能力をもつ細胞は、発見者である山中自らが、携帯音楽プレーヤー「ｉＰｏｄ」にあやかって、「ｉＰＳ細胞(induced Pluripotent Stem cell)」(図2)と命名していた。

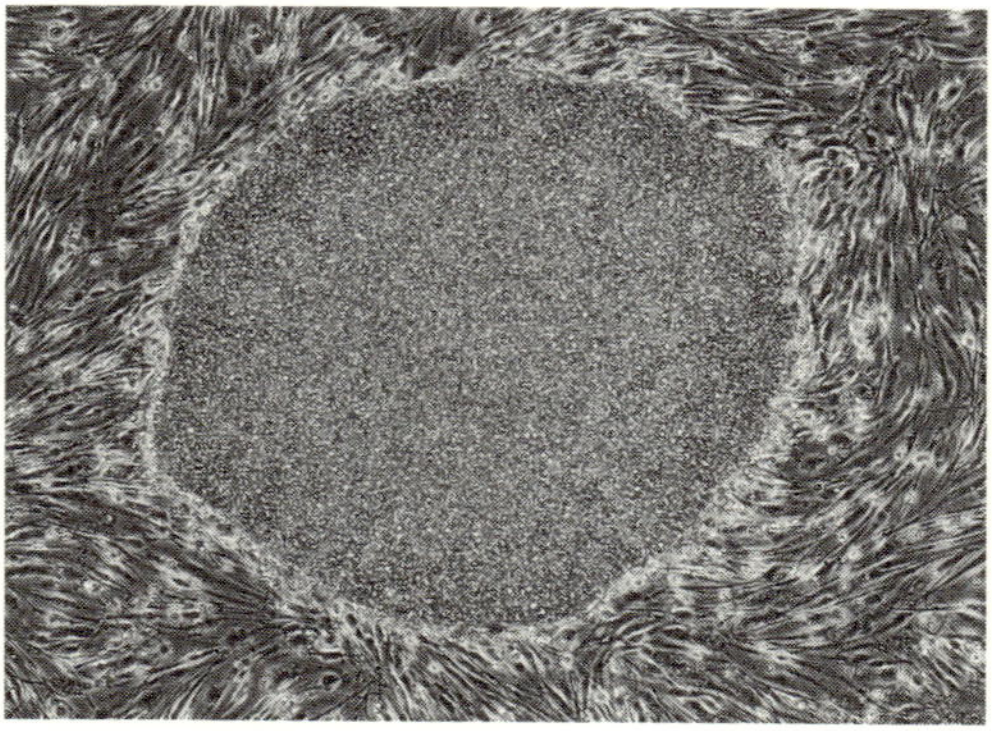

図２　線維芽細胞から樹立したヒト iPS 細胞のコロニー(集合体). コロニーの横幅は実寸約0.5 mm. ©京都大学教授　山中伸弥.

ES細胞からノックアウトマウス作製

実家が祖父の代から町工場を営んでいた山中は、工学部を出た父のたっての希望もあって神戸大学医学部に進学。卒業後は整形外科の臨床医として、そのキャリアをスタートさせた。子どもの頃から医学部時代を通して、柔道やラグビーで骨折などが絶えなかった山中にとって、整形外科はおなじみの診療科だった。しかし、ケガが完治して退院していくという明るいイメージとは裏腹に、大学病院の整形外科では、脊髄損傷、重症の関節リウマチ、骨肉腫など、治癒が望めない難病患者に多数遭遇した。これがきっかけとなって、基礎医学研究への道を志し、医学研究を通じ、難病患者の役に立ちたいとの思いを募らせていく。手術が下手というのも、転向した理由の１つとされているが、多分に謙遜もあるだろう。

山中は１９８９年大阪市立大学大学院に進学すると、薬理学の研究室に入って、循環器病の治療薬の研究を始めた。体内で生理活性を示す候補物質を探すための実験に明け暮れる日々で、１００％特異的に効く薬はないという現実に、もどかしさを感じるようになる。
その頃、日本にノックアウトマウスの技術が紹介されてきた。約3万個ある遺伝子の中の目的の個所だけを潰したマウスのことで、マリオ・カペッキ(Mario R. Capecch)とオリバー・スミティーズ(Oliver Smithies)が１９８９年、前出のエバンスのＥＳ細胞を用いて、人為的に遺伝子を破壊して作製する方法を確立(３人は２００７年にノーベル生理学・医学賞受賞)。以後、次々と遺伝子改変マウスがつくられるようになっていた。もともとは遺伝子機能を解析するためのものだが、創薬の確かなターゲットを決める目的にも有用だった。

山中は勤務先の病院では患者に接し、感謝される心地よさも経験しており、臨床のつらさを知りつつも、その現場には未練があった。しかし、１９９３年に博士号を得た後、ノックアウトマウスの作製方法を学びたいと、米国グラッドストーン研究所に留学する。主たる研究テーマはコレステロール低下薬の研究で、そのために必要なノックアウトマウスをつくり、ＥＳ細胞はそのための道具でしかなかったが、関心は次第に幹細胞へと向いていった。

帰国後は、米国に比べてあまりにも貧弱な研究環境に打ちのめされ、いったんは臨床医に戻ろうというところまで追い込まれる。そこへ飛び込んできたのが、トムソンらによるヒトＥＳ細胞樹立のニュースだった。失われた組織や臓器などの再生にＥＳ細胞を生かせる可能性が開けたと感じ、人を救いたいという野心に再び火が灯った。

iPS細胞の誕生

1999年に奈良先端科学技術大学院大学に職を得たことは、渡りに船だった。そこで山中は、「分化した細胞からES細胞をつくる」という、途方もない研究テーマを掲げた。ES細胞から体じゅうの細胞に分化誘導させる研究は、世界で名だたる研究者が手掛けており、勝機は少ない。ならば、あえて逆を狙ってみようと発想した。

ただし、仮説は立てていた。たとえば、*Oct3/4*のように、ES細胞で特異的に発現している遺伝子は、ES細胞の多能性維持にかかわっている可能性があり、体細胞に多能性を誘導することもありうるのではないかというものだ。幸い、山中のテーマに惹かれた3人の大学院生を迎え入れることができ、何十年かかるかわからないと思いながらも、研究が滑り出した。翌2000年のこと、分化した体細胞とES細胞とを融合すると、その細胞の核がES細胞のように初期化されることが報告され、山中はいよいよ確信を深めた。

当初は、網羅的に遺伝子を探索していたが、それでは限界があるため、データベースの利用を検討した。理化学研究所では、組織・細胞に特異的に発現している遺伝子配列データのライブラリーを構築し、公開している。これを利用すると、ある組織・細胞において、他の組織・細胞に比べて発現量に有意な差がある遺伝子を選び出すことができるのだ。

このライブラリーを用いた解析から、山中らは2004年までに遺伝子の候補を24個に絞り込んでいた。初期化に必要な遺伝子がこの中にすべてあるかどうかはわからなかったが、手始めに扱うサイズとしては手頃だった。24個の中には、ES細胞のみで発現しているものや、特異的に発現しているわけではないものの、ES細胞で重要な機能を担っているものもあった。山中らは、*Fbx15*という遺伝子に注目した。ES細胞で特異的に発現しているものだが、ES細胞の多分化能の維持には必要でないことが突き止められていた。

山中らは、*Fbx15*の遺伝子領域を、抗菌薬ネオマイシンに対して耐性をもつ遺伝子と置き換えた遺伝子改変マウスを作製していた。このマウスから取り出した体細胞(線維芽細胞)は通常は*Fbx15*を発現しないが、候補遺伝子を導入して初期化されれば、その細胞は*Fbx15*に代わってネオマイシン耐性遺伝子を発現するはずだった。そこへネオマイシンを加えても、細胞は生き残るだろう。しかし、体細胞のままであれば、ネオマイシンによって死滅する。体細胞が多能性細胞へ変化したかどうかをたちどころに判定できるわけだ。

こうして山中らは、マウスの線維芽細胞に、レトロウイルスを用いて候補遺伝子の導入を試みることにした。レトロウイルスはそのインテグラーゼという酵素の働きで、宿主の染色体に遺伝子を高効率に組み込むことができ、ベクター(DNAの運び屋)として最適だった。

この方法で、遺伝子を細胞に1つずつ入れていったが、どの遺伝子も単独では多能性を獲得できなかった。研究員であった高橋和利は、ここで大胆なアイデアを提案する。24個をいっぺんに入れてみようというのだ。すると果たして、小さいながらも細胞のコロニーができ、培養するとES細胞とよく似た細胞ができあがった。24個の中に、目指す遺伝子があるのは間違いないとみられた。そこから絞り込みをする際には、やはり高橋のアイデアで、1つずつ減らした23個のセットで同じ実験を試みた。もし、初期化に欠かせない遺伝子だったら、どれを除いても多能性細胞はできないはずだと考えられた。

こうして、4つの遺伝子が突き止められ、この4つだけを用いた実験で、ES細胞によく似た多能性細胞を作製できた。思わぬ短期間で得られた〝拍子抜け〟するようなこの結果を再現するために実験を何度も繰り返したが、そのたびに体細胞は初期化された。また、そうしてできた多能性細胞の増殖能力は高く、マウスの初期胚に導入して成長させると、確かに全身の細胞に分化していた。後に、軟骨、腸管、皮膚などの細胞に分化することもわかった。さらに、ヌードマウス（先天的に無毛で、免疫反応にかかわる胸腺を欠損しているモデル動物）の皮下に移植してみると、腫瘍を形成したが、その点でもES細胞と同様だった。

この結果は『セル』誌に発表され（K. Takahashi & S. Yamanaka: *Cell*, **126**, 663（2006））、その詳細な作製手順とともに、満を持して、多能性をもたらした4つの遺伝子の正体が明かされた。これら *Oct3/4*、*Sox2*、*c-Myc*、*Klf4* は、後に山中ファクターと呼ばれることになる。いずれも転写因子（DNAからRNAへの転写を制御する因子）をコードする遺伝子で、*Oct3/4* と *Sox2* は幹細胞研究者には有名で、幹細胞の未分化能に関与する遺伝子、*c-Myc* は自己複製を促進するがん遺伝子、*Klf4* は細胞の増殖や抑制を制御する遺伝子である。

いったん分化した細胞内で遺伝子の働きが固定されるのは、細胞内でDNAがメチル化などの化学変化を起こし、タンパク質への翻訳ができなくなるためだ。これは不可逆的な変化と考えられていたが、山中らの方法では脱メチル化酵素などは用いてはいない。

ヒトiPS細胞を再生医療に

このiPS細胞をヒトの治療に用いようとするなら、ヒトでも樹立できることを示さなければならなかった。しかし、ヒトの細胞に、同じ方法でレトロウイルスベクターを導入することは難しいとされており、誰もが、ヒトのiPS細胞はまだまだ先の話だと思っていた。

ES細胞の場合、マウスのものとヒトのものでは見た目も培養条件も全く異なり、マウスからヒトに至るまでは、先述したように実に17年かかった。さらにiPS細胞の場合、その作製方法などから、良性腫瘍、悪性腫瘍(がん)を含めて、腫瘍を形成しやすいことが指摘されていた。

ところが、山中らは着々とヒトiPS細胞の作製を進めており、2007年、ヒトiPS細胞の樹立を発表して、世界の研究者を再度驚きの渦で包み込む。これは、ライバルであるトムソンと同着の成果で、11月20日、山中らの成果は『セル』誌、トムソンらの成果は『サイエンス』誌のそれぞれ電子版に報告された(K. Takahashi et al.: *Cell*, DOI 10.1016/j.cell.2007.11.019; J. Yu et al.: *Science*, DOI 10.1126/science.1151526)。ES細胞と違い、ヒトiPS細胞の作製には、マウスでの手順をそのまま生かすことができた。

細胞の時計の針を巻き戻すiPS細胞の開発は、タイムマシンにもたとえられる。整形外科の臨床医、そして薬理学の研究者であった経験から、山中はiPS細胞の中に、即座に2つの可能性を見てとっていた。1つが、失われた組織や臓器をよみがえらせる再生医療(細胞治療)、そしてもう1つが創薬への応用可能性である。後者は第4章で詳述するが、基礎医学研究者としての山中自身の最大のミッションは、ヒトの細胞治療に使えるよう、iPS細胞の質をES細胞並みに高める技術を確立し、安全性や作製効率を上げることだった。

こうして、iPS細胞を用いた夢の再生医療の実現に向け、世界中で国を挙げてのレースが火ぶたを切った。しかし、iPS細胞が、治療を必要としている人のもとに届くまでは、まだまだ長い道のりが待ち受けており、いくつものハードルを乗り越える必要があった。

網膜再生——先駆けて臨床研究へ

iPS細胞のインパクトは計り知れない。iPS細胞から組織や臓器をつくり出すことができれば、これまで再生不可能であった人体の一部を修復できるかもしれないのだ。

2013年、最初の扉が開かれた。日本で生まれたiPS細胞を、世界で初めて実際の患者の治療に用いるための臨床研究が、(独)理化学研究所(理研)発生・再生科学総合研究セン

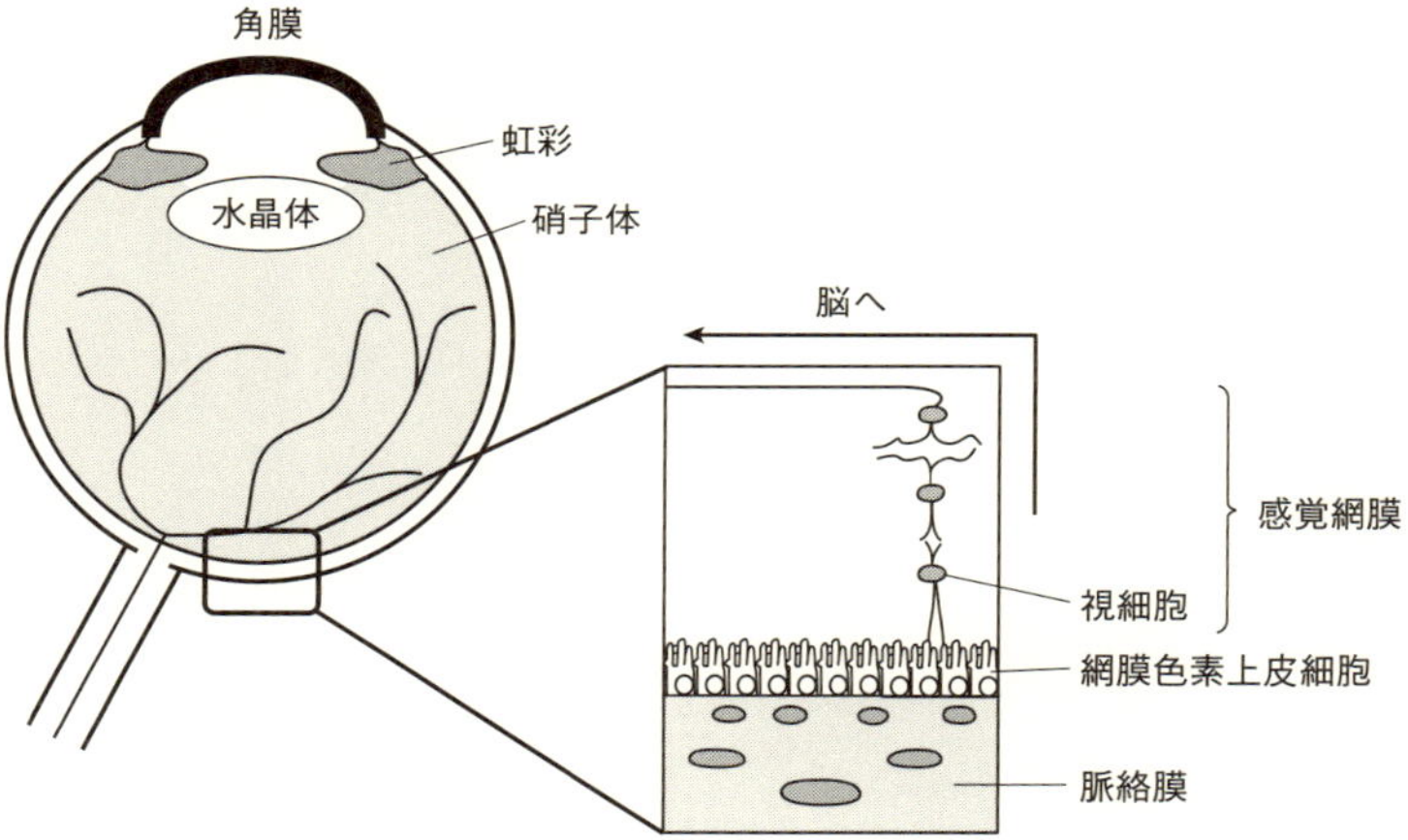

図３　眼球と網膜の構造．鎌尾浩行・高橋政代：医学のあゆみ，**239**, 1422(2011)を参考に作図．

ターのプロジェクトリーダーで眼科医でもある高橋政代らによって開始された。対象となるのは、加齢黄斑変性という目の難病で、治療の安全性および有効性が評価される。

網膜再生への期待

目をデジタルカメラにたとえれば、ＣＣＤ素子のように信号処理を担っているのが網膜で、眼球の最も内側にある厚さ１５０～３００μmの膜状の複雑な細胞組織である。光は最初のレンズ(角膜)を通過すると、瞳孔や水晶体、硝子体といった透明な組織を通り、最後に網膜にある視細胞から視神経を介して脳の神経細胞に伝えられるが(図３)、網膜が障害されると、正確な像が結べなくなる。

角膜ならば移植することもでき、水晶体

は人工のレンズによって透明性を取り戻すこともできるが、網膜にはそうした代替手段がなく、失明に至る原因は、網膜が障害される病気が多い。このため、網膜の再生医療への期待は高く、病気にかかわる2つの細胞がターゲットとして検討されている。1つが、光刺激を吸収して電気信号へと変換する視細胞。そしてもう1つが、網膜の最も外側の層である色素上皮細胞で、黒色の色素を含むのでその名がある。

色素上皮細胞は視細胞の老廃物を処理し、血管が豊富な脈絡膜からの栄養を送るなどして、細胞の機能をメンテナンスしている。色素上皮細胞と視細胞とは持ちつ持たれつの関係にあり、どちらかが悪くなると必ずもう一方も悪くなり、視力低下を招く。網膜を構成する神経細胞は、脳や脊髄と同じ中枢神経系に属するため、再生は不可能とされていた。

色素上皮細胞の移植の対象となる疾患が「加齢黄斑変性」で、50歳以上に起こるものと定義されている。日本人では50歳以上の約1％、69万人ほどの患者がいると推定されている。網膜の中心部には黄斑部と呼ばれる黄褐色の部分があるが、これが加齢とともに老化し、見え方に異常をきたしてくる病気だ。

日本人患者全体の9割を占めるのが「滲出型」といわれるタイプで、色素上皮細胞の下に蓄積した視細胞の老廃物により炎症がおき、網膜の裏側にある脈絡膜から血管が新生してくる。黄斑部に血液や浸出液が漏れだして浮腫などが生じ、視野が欠けたり物がゆがんで見えたりし、病変が中心に近づくにつれて視力も大幅に低下しかねない。動脈硬化なども関係していて、もともとは欧米人に多いが、日本人でも増加傾向にある。

早期で軽症の場合、血管新生を抑制する薬を目に注射することで進行が抑えられるが、再発を繰り返すので毎月の注射が必要になる。また、光感受性物質を静脈に注射してレーザーで新生血管を焼き切る治療(光凝固療法)もあるが、脈絡膜の血管新生が抑えられた場合でも、視細胞に一定以上のダメージを受けていれば、視力低下が後遺症として残ってしまう。

一方、全体の1割ほどの「萎縮型」は、色素上皮細胞が緩やかに萎縮するのに伴って、視細胞の機能を維持できなくなり、次第に視力が低下していくもので、有効な治療法がない。いずれも主な原因は網膜色素上皮の加齢で、新たにつくり直した若い色素上皮に置き換えることは理にかなっており、うまくいけば1回の治療で、色素上皮の機能が十分回復し、視細胞の悪化を防げると期待できる。

1990年代から、米国を中心として、中絶胎児の色素上皮細胞を移植する治療法が試みられていた。治療効果は認められていたものの、倫理的な問題があり、拒絶反応も免れられなかった。また、中心部さえ機能すればよいということで、周辺部の色素上皮を脈絡膜ごと削ってきて黄斑部にずらすといった手術も欧州などで行われているが、難易度がきわめて高く、出血や失明のリスクもある。自己の色素上皮細胞は若い細胞ではないことも、治療には不適当だと考えられている。

幹細胞に目を見張る

子ども時代はキュリー夫人にあこがれていた高橋政代は、京都大学医学部に進んだが、本当に患者を治したいと思い始めたのは、眼科を専門にして患者に接するようになってからだ。光や視力が失われると、生死にかかわらなくても患者の生活の質は著しく損なわれる。網膜を専門に据えた高橋は、手術をこなし、眼科医として順調に成長するなかで、治せない病気を治すためにも、新しい知見を広げたいという思いを深めていた。夫の淳は医学部の同級生で、脳神経外科医であり、神経難病であるパーキンソン病の治療法の研究もしていた。

かつて、脳や脊髄などの中枢神経系は、一度損傷を受けると再生できないとされていた。しかし1988年、世界の生物科学研究をリードする米国ソーク研究所では、フレッド・ゲージ(Fred H. Gage)が、成人の脳に神経幹細胞が存在し、神経細胞が新たに成長するということを世界で初めて実証した。この神経幹細胞を治療に生かせないかと、夫が渡米して研究することになり、1995年、高橋も同じ研究所に客員研究員として留学した。

当時、日本で幹細胞といえば、血液をつくる造血幹細胞の存在が知られている程度だったが、臨床医である高橋は、ソーク研究所で出会った神経幹細胞に目を見張り、これを用いた網膜の細胞移植の可能性を見てとった。そこで試しに、成体ラットの脳由来の神経幹細胞を1個ずつバラバラにして分散培養して、ラットの網膜に移植してみたところ、神経細胞に分化はしたが、視細胞にはならなかった。高橋は、神経前駆細胞に視細胞の発現にかかわる遺伝子を導入すれば、視細胞特有のタンパク質を発現させられるのではないかと考えた。

ES細胞から色素上皮細胞へ

高橋は1997年に帰国すると、京都大学医学部附属病院の眼科で患者の診療をしつつ、傍らで研究という多忙な生活に舞い戻っていた。京大には1998年、再生医科学研究所（初代所長・西川伸一）が新たに立ち上がるなど、日本の再生医療は萌芽期にあった。

2001年、京大病院に探索医療センターが開設された。目指すところは、基礎医学研究の成果を臨床応用につなげようという、橋渡し研究である。その第1回の案件に、高橋は応募して採択された。臨床現場を離れることになっても、幹細胞を用いて網膜の再生医療の研究ができるのは、日本では高橋しかいなかった。

高橋らはまず、自己の細胞として採取しやすい虹彩の組織から、視細胞の特徴をもった細胞を誘導することに成功したが、移植ができるほどの細胞数は得られなかった。数を確保するには、ES細胞のように試験管内で無限に増やせる細胞が必要だった。

高橋は臨床医であり、基礎研究には専門家の力を仰ぐ必要があった。やはり京大医学部の同級生で理研にいた笹井芳樹は、神経発生学のエキスパートであり、2000年の京大再生研在籍当時、マウスのES細胞から効率よく神経細胞をつくり出すSDIA（Stromal cell-Derived Inducing Activity）法の開発に成功していた。笹井は、マウスやサルのＥＳ細胞の誘導過程で、副産物として、網膜色素上皮細胞にきわめてよく似た茶色い細胞が生成されることに注目し、調べてほしいと高橋に委ねた。

高橋は一見しただけで、それが色素上皮細胞ではないかと直感した。色素上皮が障害される加齢黄斑変性の患者にその細胞を移植する光景、患者に治療法を説明する光景が頭に浮かんだというほど、完璧な色素上皮細胞に見えた。しかも、網膜前駆細胞を識別するマーカーとなる *Rax* や *Pax6* などの遺伝子を発現していることも明らかになった。

２００２年、大学院生として高橋のプロジェクトに参加していた池田華子が、笹井のもとに派遣された。池田らは、ＥＳ細胞の90％以上を神経細胞に分化させることができる培養法を開発。さらに、マウス、サル、ヒトのＥＳ細胞を神経網膜の前駆細胞に分化させた後、色素上皮細胞に誘導することにも成功した。

高橋らは２００４年、色素上皮の障害されたラット個体に対して、サルのＥＳ細胞から誘導した色素上皮細胞の移植を試みると、それが機能し、ラットは視力を維持できたことが確認された。胎児網膜の移植で色素上皮細胞の治療に成功したとの報告は海外にあるが、全組織を通じて、霊長類におけるＥＳ細胞由来の細胞による疾患治療の可能性を示した世界で初めての成果だ（F. Osakada et al.: *J. Neurosci.*, **27**, 4210（2007））。その後、ヒトＥＳ細胞由来の色素上皮細胞でも、同様の結果が得られている。

iPS細胞登場

しかし、これをヒトの治療に使うには、大きな課題があった。ES細胞は細胞源としては有望だが、受精卵を使う倫理上の問題はなお残り、他人からの移植では拒絶反応が起こる可能性もあった。このため、高橋らは色素上皮についての研究をいったん中断し、視細胞再生の研究に力を注いでいた。京大のポストは任期切れになっていたが、その後は、基礎研究のメッカである理研の採用を、「治療法をつくりたい」という一念を押し出して突破していた。

そして2006年春、理研の高橋のもとに飛び込んできたのが、山中伸弥によるマウスのiPS細胞樹立の報である。山中のシンポジウムの座長を務めていた西川伸一は、その興奮と感動を熱く高橋に語った。高橋は、最初はピンとこなかったが、繰り返し聞かされるうち、その可能性を確信し、山中にiPS細胞を分けてもらえるよう頼み込んだ。これは、慶應義塾大学の岡野栄之(後述)に次いで、2番目に早い申し入れだったという。

その後、マウスからヒトまでは時間があるだろうと高をくっていたが、翌2007年にはヒトのiPS細胞もできたということで、大いに慌てふためくことになる。

しかし高橋らは、それから程なくして、ES細胞で確立していた方法により、ヒトiPS細胞の色素上皮細胞への誘導に漕ぎつけている。iPS細胞は、自己由来の細胞からつくり出すので倫理的問題はない上、拒絶反応もなく、加齢黄斑変性に用いて再発の可能性があったとしても、薬物治療に比べてその確率は格段に低いはずだとみられた。

高橋は、2つのポイントから、網膜色素上皮細胞の移植が、iPS細胞を用いた細胞治療の先駆けとなれることを確信していた。

まず、できあがった細胞がそのまま生体内で機能を発揮する点である。iPS細胞やES細胞、さらには体性幹細胞から、さまざまな臓器の細胞が誘導されたというニュースが飛び交うが、再生医療の実用化という意味では、出発点にすぎないものが大半だ。これにはヒトの体の発生の順序がかかわっている。神経系は比較的早期にできるが、最後のほうにできる内臓などは、幹細胞から誘導して、完璧に成熟して機能を持たせるまでにきわめて複雑な手順が必要となる。

もう1点、色素上皮細胞が有利なのは、幹細胞から誘導した場合に100%純化された細胞が得られやすく、安全性が高いことである。iPS細胞から誘導した細胞は、形と色から色素上皮細胞と見分けられ、かつ塊(コロニー)として回収できる。このため、顕微鏡で見て純化されている物だけを選別し、これを再度培養することができる。また、色素上皮細胞に特有の遺伝子が分化後の培養細胞で発現しているかどうかも確認できる。さらに、移植に必要な細胞はせいぜい10^6個程度、シート状に培養した時のサイズは2㎜四方あれば十分だった。

2004年以降、高橋は、100匹以上のマウスでES細胞由来の色素上皮細胞の移植を実施して長期経過を見ているが、腫瘍ができた例はない。しかし、ヒトへの移植にあたっては、さらに万全を期するため、安全試験を重ねた。iPS細胞について、腫瘍形成などの懸念はなおあるが、たとえ完全に安全とはいえなくても、100％完璧に色素上皮細胞が誘導されていれば、安全性はきわめて高いと見込まれた。

そして臨床研究へ

細かい技術の開発も、着々と進めた。たとえば、増殖したコロニーを回収するのに、針先でピックアップするといった手技に依存しないでも済むよう、レーザーで切り取る手法を開発した。企業との連携も進め、2009年7月からは株式会社ジャパン・ティッシュ・エンジニアリングとの間で共同研究がなされ、iPS細胞から誘導した細胞をシート状に培養することにも成功している。ヒトに近いサルに対して、このシートを移植する実験も行われ、技術的な課題はほぼクリアされている。

また、ヒトの臨床研究に用いるためには、細胞の品質を確保する必要もあり、移植片を厳格な製品化工程の中で製造しなくてはならない。厚生労働省では、「医薬品及び医薬部外品の製造管理及び品質管理の基準に関する省令(GMP)」という法令を定めている。使用される用具、培地、試薬、培養皿のコーティング剤に至るまで、実験室レベルから、GMPに準拠したレベルの基準に引き上げなければならなかった。

こうして、安全性とスピードの両立が求められる中で、高橋らは2013年2月に厚労省に臨床研究の実施計画を申請した。日本発の技術をオールジャパンで推進しようと、安全面や倫理面についての審議が迅速になされ、7月に正式に承認された。実際の移植の手順は、以下のようなものである。

対象となるのは、既存の薬の効果が十分でなく、矯正視力が0・3未満、視野の中心部分が暗いなど、一定の条件を満たした患者6人だ。患者の上腕から直径4㎜ほどの皮膚細胞を採取し、高度に清潔が保たれた細胞培養センター(Cell Processing Center, CPC)において、6つの遺伝子を一時的に注入するより安全な方法でiPS細胞を作製。それを網膜色素上皮細胞に分化させて純化しシート状に培養する。シート作製までに10カ月ほどかかるので、最初の1例の移植は2014年夏、(公財)先端医療振興財団先端医療センター病院で実施される予定だ。異常な血管を取り除いた後、網膜の裏側に1・3㎜×3㎜のシートを貼る。

主たる目的は安全性の評価であり、その後4年以上にわたって、細胞の生着や腫瘍化の有無をチェックする。また、有効性についても副次的に評価するが、網膜の裏にたまった浸出液がなくなることが治療の目標となり、数カ月で効果が見きわめられるという。

視細胞の再生

一方、視細胞の再生医療には、まだまだ険しい道のりが待ち受けている。

池田と笹井には、ES細胞から視細胞を誘導することも期待され、それは2006年までに成し遂げられていた。しかし、iPS細胞から誘導した視細胞を移植に用いるには、いくつもの大きな壁がある。1つめが純化の難しさで、これはiPS細胞由来の細胞にほぼ共通した課題である。視細胞の場合、細胞分離装置を用いても現在は99・7％が限界で、100％にするのは至難の業である。加えて移植条件の調整も難しく、現段階では移植した細胞が生着せずに消えてしまう。さらに、色素上皮細胞の場合は移植した細胞が機能すればそれでよいが、視細胞はシナプスをつくり出して神経のネットワークにつながらなければならない。

もし、視細胞の移植が可能になれば、ほぼ見えない状態の人が移植の対象となるので、それ以上悪化するリスクはほとんどない。一方、色素上皮細胞は、中心部が見えなくても周りが見えている人に移植を施すことになるので、リスクとベネフィットのバランスから、再生医療に踏み込むことには、なお専門家の間でも議論がある。

いずれにせよ、加齢黄斑変性の患者が、色素上皮細胞の移植によって全く元通りの視力に復することはない。視細胞にどれだけ能力が残っているかにより、ある程度活性化される可能性が見込める程度だ。もし視細胞がかろうじて残っているのであれば、0・2〜0・3の視力が、0・7〜0・8に向上することも期待できるという。ただし、視力が上がることだけが治療効果ではない。視野が狭くなってしまった人が少し広げられる可能性はあり、たとえ視力は変わらなくても、そうした視界の改善効果が得られる人は少なからずいるとみられる。

網膜の再生医療は、緒に就いたばかりだ。日本人の失明原因で最も多い、緑内障や糖尿病網膜症も網膜が障害される病気だが、これらの治療は次世代への大きな課題である。

「再生医療が今すぐ実現するわけではないし、実現しても期待するような効果は出ないかもしれない。希望がないわけではないが、まずは今できる生活の工夫から始めたほうがよい」。高橋は、網膜色素変性の患者会の場や、過剰な期待を抱いて来院する患者などに対して、熱心に心の持ちようを説くことにも努めている。

iPS細胞作製から7年目、高橋らは、患者の治療に向けて確実な一歩を踏み出した。これは今後、心不全や脊髄損傷、そして、高橋淳らが進めているパーキンソン病など、5年以内の臨床応用が見込まれる分野の研究にとっての試金石となる。

＊

神経再生――脊髄損傷の治療をめざす

網膜は中枢神経細胞だが、中枢神経の本流といえば脊髄である。幹細胞を用いた神経再生研究の第一人者、慶應義塾大学医学部の岡野栄之を中心に、脊髄損傷の治療の実用化に向けた歩みが着々と進められている。

スペインの神経解剖学者、サンティアゴ・ラモン・イ・カハール(Santiago Ramón y Cajal)

は、神経系はニューロン(神経細胞、図4)で構成されるというニューロン説を唱え、1906年にノーベル生理学・医学賞を受賞している。彼は、1928年の論文の中で「成体哺乳類の中枢神経系は、いったん損傷を受けると二度と再生しない」と結論づけた。神経科学は、このドグマに長らく支配されることになる。

1970年代以降、成体の哺乳類の中枢神経系に増殖する前駆細胞が存在することを示唆する研究報告が出されるようになり、1992年には、サミュエル・ウェイス(Samuel Weiss)とブレント・レイノルズ(Brent A. Reynolds)が、成体マウスの脳組織の脳室下帯から、神経幹細胞や、より分化の進んだ神経前駆細胞を分離・同定することに初めて成功した。1998年には、ゲージらによりヒト成体脳で神経細胞の新生がおこることが実証され、そこから、神経幹細胞を再生医療に生かそうという模索が始まった。

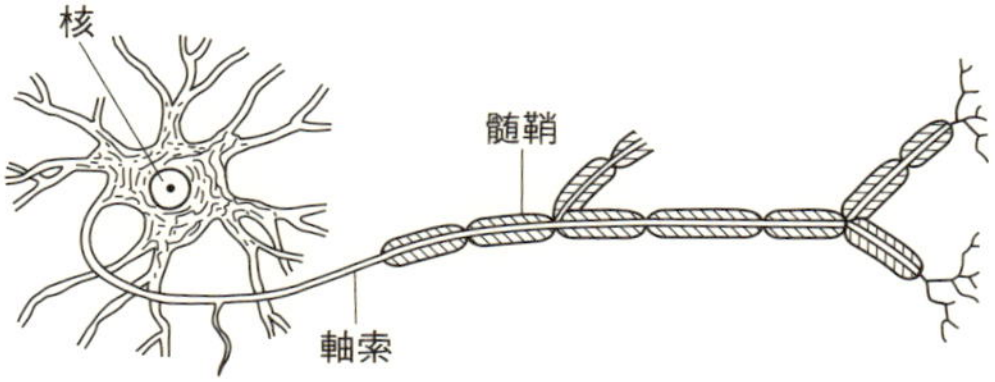

図4　神経細胞．岩波生物学辞典第5版(2013)を参考に作図．

脊髄損傷の治療へ

高校時代の岡野は、物理学に惹かれていたが、理論物理学者エルヴィン・シュレーディンガー(Erwin Schrödinger)が生命の謎を物理で解き明かそうとした野心作『生命とは何か』に出会ったことで、医学研究を志すようになる。慶應義塾大学の医学生時代、がんか神経かと研究テーマを思い悩んだ末、神経科学にフロンティアを見出した。また、身内同然と敬愛する恩人が脊髄損傷で長らく車いす生活を送っていたことで、その期待に応えたいという思いにも背中を押され、1983年、大学院に進んで神経科学を専門に据えた。

1989年に留学した先の米国ジョンズ・ホプキンス大学で、岡野は8000匹ものショウジョウバエを調べ上げ、神経幹細胞の発生・分化を司る遺伝子を発見し、それを *Musashi* と名づけた。1998年にはヒトの成人の脳でもそれが機能していることを突き止める。自らは基礎医学の研究者であったが、研究成果を臨床に役立てたいと願っており、この神経幹細胞を使って、治せなかった難病を克服したいと考えた。

まず目指したのが、脊髄損傷の患者の治療だ。脊髄は、脊椎と脊柱の間をつなぐ神経組織であり、脳が発電所だとすれば、そこで発した電気信号（情報）を脳以外の部分へ届ける大役を担っている。この脊髄の中を走る送電線に相当するのが、軸索（図4）である。

健康だった人がスポーツや事故などで大きな外傷を負うと、ある日突然、脊髄損傷患者になる。現在、日本には15万人以上の脊髄損傷患者がいて、毎年5000人の患者が新たに発生しており、その半数近くは交通事故を原因とする。中でも、首の頸髄損傷の割合が高く、軸索が断絶したり神経細胞が破壊されると、損傷した部分より下の知覚、運動・自律神経系に麻痺がおこり、生活の質は著しく損なわれる。回復することはないとされていた。

損傷を受けた直後から、脊髄には刻々と変化がおきており、二次的な損傷が進行する。まず、神経細胞が壊死して軸索が断裂する。そこに炎症細胞などが侵入してきて、さらに損傷が拡大する。それが過ぎると、脊髄細胞が再生しようという動きと細胞死がせめぎ合う。しかし、結局は変性する力が優位に働いて、脊髄周囲に大きな空洞ができ、そこをかさぶたで覆うようにグリア性瘢痕と呼ばれる組織が取り囲み、軸索を包む髄鞘（図4）の破壊産物も蓄積してくる。こうして、ケガから6カ月経つ頃には、損傷が慢性化してしまう。

「倫理」の壁に阻まれる

1998年、岡野らは、ヒト成体脳から神経幹細胞の分離同定に成功すると、その直後から、幹細胞を用いた損傷脊髄の治療法の開発に着手した。神経幹細胞は、未分化なままの自己を複製する能力をもつほか、神経細胞、アストロサイト細胞、希突起膠細胞（オリゴデンドロサイト）の3種類の細胞に分化できる。このような多能性をもつ神経幹細胞を用いた細胞治療は、1980年代頃から試みられており、たとえば神経難病のパーキンソン病患者に中絶胎児の中脳の細胞を移植して機能が回復したという研究成果が報告されていた。

岡野は、筑波大学、大阪大学などを経て、2001年から母校の慶應義塾大学に戻った。医学部の同級生や恩師の多くは病院で働いており、気軽に行き来できることから、臨床応用のための研究が格段に進めやすくなった。

岡野らは、まず胎児由来の神経幹細胞に着目し、ラット胎児由来の神経幹細胞をラットの損傷脊髄モデルに移植した。次に、ヒト胎児由来神経幹細胞を用いて、よりヒトに近い霊長類のサルへの移植を試みた。コモンマーモセットという小型で繁殖力の高いサルを用いて世界で初めてサルの脊髄損傷モデルの開発に成功すると、損傷部への幹細胞移植を行い、運動機能の回復に加えて組織が修復することを実証した。

この結果が２００５年に発表されると(A. Iwanami et al.: *J. Neurosci. Res.*, **80**, 182(2005))、いよいよヒトに用いる臨床研究への気運が高まったが、ここで大きな障壁に阻まれてしまう。厚生労働省が２００６年に出した「ヒト幹細胞を用いる臨床研究に関する指針」では、中絶胎児から採取されたヒト幹細胞を用いる臨床研究は対象外となっていたのだ。

細胞源としては、ヒトＥＳ細胞も有望だった。ＥＳ細胞にレチノイン酸などを添加して浮遊培養する神経細胞の誘導法が確立されていたが、岡野らは、さらに効率的な誘導法を確立。マウスＥＳ細胞から誘導して作製した神経幹細胞を試験管内で増殖させ、頸髄(脊髄の最上部)を完全損傷した重症ラットの損傷部分に移植し、運動機能が改善することも確認した。また、ラットでは損傷後の1~2週間後が移植の最適なタイミングであることも突き止めた。この時期は、損傷後の急性炎症が鎮静化している一方、まだ慢性化には至っていない。

しかし、初期胚を破壊してつくるＥＳ細胞も、日本ではヒトの治療には使えなかった。倫理的な問題がクリアできる細胞はないかと思案していた２００６年のこと、飛び込んできたのが、山中伸弥のｉＰＳ細胞樹立の報だった。可能性を直感した岡野は、もとから研究上の親交があった山中に、再生医療へのｉＰＳ細胞の提供を申し入れた。

世界初！ ヒトｉＰＳ細胞で治療効果を確認

それまでにＥＳ細胞で10年近く実績を積んできた素地があるため、細胞源がｉＰＳ細胞に変わっても、手順には大きな変更はなかった。２００９年には、ヒトのｉＰＳ細胞から分化させた神経幹細胞を脊髄損傷のマウスに移植し、運動機能が改善することを確認している。ヒトｉＰＳ細胞を用いて治療効果を確認したのは、世界で初めてだった。その後、コモンマーモセットの損傷脊髄にも移植を行い、運動機能と組織学的な評価で良好な結果を得ている。霊長類での効果も認められたｉＰＳ細胞は、ポテンシャルの高さでは群を抜いているが、臨床応用に向けては腫瘍化が最大の課題である。誘導後の細胞群の中に分化しないままの細胞が残るとそれが腫瘍化するとみられており、それを除去しなくてはならなかった。

岡野は山中らとの共同研究で、ｉＰＳ細胞から分化誘導した神経前駆細胞に腫瘍が発生する確率は、細胞株の由来する組織によって大きく違うことを明らかにした。また、ｉＰＳ細胞作製時の４遺伝子の１つ、*c-Myc* の導入は、培養後の幹細胞における未分化細胞の混入率には影響しないこともわかってきた。さらに、ヒトのｉＰＳ細胞を使って同様に神経前駆細胞を作製してマウスに移植したところ、やはり運動機能の回復がみられた。こちらも使う細胞株によって腫瘍化の傾向が著しく違うことが明らかになっている。一連の結果は２００９年に発表された(K. Miura et al.: *Nat. Biotech.*, **27**, 743(2009))。

臨床研究開始へ

慶應義塾大学では、ｉＰＳ細胞を用いて脊髄損傷の患者を治療する臨床研究について、２０１７年度中に第1例を実施するための準備を進めている。ラットでは治療効果が上がる最適な移植時期は損傷後1〜2週間だったが、ヒトでは2〜4週間とみられている。このため、事故などで脊髄を損傷して2〜4週間後の患者10〜20人に移植することを計画している。

患者本人から自己由来のｉＰＳ細胞を作製すると、半年以上もの期間がかかってしまうが、京大ｉＰＳ細胞研究所で山中らが進めるｉＰＳ細胞のストック(第4章で詳述)から提供を受け、あらかじめ移植用の神経細胞をつくる予定だ。作製された細胞は、染色体や遺伝子配列に異常がないかなどの入念なチェックを経て凍結保存しておき、治療を必要とする患者が現れれば、そのつど解凍して５００万〜１０００万個の細胞を脊髄に移植する。

日進月歩で進んでいるｉＰＳ細胞研究だが、岡野らはｉＰＳ細胞を介さずに神経系の細胞をつくる方法も進め、マウスの繊維芽細胞に複数の遺伝子を注入して神経幹細胞をつくることに成功している。腫瘍化の可能性は明らかではないが、時間は確実に短縮できる。

ｉＰＳ細胞から誘導した神経幹細胞は、移植された損傷神経の中で神経を構築し、神経細胞やグリア細胞の双方に分化することが確認されている。神経細胞は局所においてシナプスを形成しており、オリゴデンドロサイトや髄鞘形成細胞も再度構築されていた。岡野は、失われた細胞を補充する置換の効果に加えて、移植した幹細胞由来のグリア細胞がさまざまな栄養因子を出すことによって、運動機能の回復がもたらされているのではないかとみる。

今後、急性期を脱した脊髄損傷患者への臨床研究の成果を踏まえながら、慢性期の患者への治療法開発を進める。さらにその先には、脳梗塞の治療への応用も視野に入っている。

Ｍｕｓｅ細胞――第3の多能性幹細胞

ｉＰＳ細胞の臨床研究が進む一方で、分化した細胞がどのようなメカニズムによって初期化されるかは、なお、謎に包まれたままである。そんな中で２０１０年、胚性幹細胞（ＥＳ細胞）、人工多能性幹細胞（ｉＰＳ細胞）に続く〝第３の多能性幹細胞〟を探し当てたのが、東北大学大学院医学系研究科の出澤真理である。

「安全な幹細胞が見つかれば、再生医療には一番使い勝手がよいだろう。いくつかの疾患に使えるという基礎データはすでに積み上がってきている」と出澤はいう。

骨髄や皮膚由来の間葉系幹細胞の中に含まれるこの細胞は、全身のさまざまな細胞に分化する多能性をもち、しかもストレスに強いことから、共同研究者である京都大学大学院理学研究科（当時）の藤吉好則により、Ｍｕｓｅ（ミューズ）細胞（Multilineage-differentiating Stress Enduring cell）と命名された。ギリシャ神話で学術・芸術を司る女神であるＭｕｓｅ、その名にたがわず、この細胞は多能を発揮する。

末梢神経を再生させたい

出澤は高校時代、検事や裁判官など法曹の仕事に就きたいと望んでいたが、生物学者である父の勤務に伴って子ども時代を欧米で過ごしたため、難解な法文には歯が立たないと断念。代わりに選んだのが医師の道だ。当初は、患者と接する臨床にやりがいを見出していた。しかし１９８９年に千葉大学医学部卒業後、循環器内科での研修医時代に、寝食を忘れて治療に没頭するより、臨床に貢献できるような研究をしたいと、基礎医学への転換を決める。

方向を決定づけたのは、岡野栄之と同様、カハールの論文だ。カハールは、中枢神経について再生はみられないとする一方で、末梢神経には軸索再生性能があるとして、同一個体由来の末梢神経移植による中枢神経再生の可能性を示唆していた。

こうして出澤は、大学院時代から、主として神経系の細胞治療を目指して研究を続けている。まず、末梢神経系のグリア細胞の一種であるシュワン細胞を中枢神経に移植するマウスの実験で、視神経や、脊髄の損傷などで傷ついた神経線維を再生させることができた。しかし、シュワン細胞を用いるには、末梢神経を新たに傷つけて採取しなくてはならないことが課題で、神経の細胞を治すにしても、神経細胞だけでは限界があると思われた。

1999年には、マーク・ピッテンジャー(Mark F. Pittenger)らが『サイエンス』誌で、骨髄由来の間葉系幹細胞が骨細胞、軟骨細胞および脂肪細胞に分化することを報告。この頃から、骨髄由来の間葉系幹細胞の分化能を示す研究報告が多く出されるようになる。2000年7月号の『ヘパトロジー』誌に、女性患者に男性の骨髄を移植したところ、女性の皮膚や腸管に、男性にしか存在しないはずのY染色体を持つ細胞が見つかったという論文が掲載された。骨髄細胞に組織の再生を担う細胞が存在していることを示唆するものだ。

骨髄移植はすでに50年もの歴史をもち、安全で有効な治療法として確立している。患者からもドナーからも採取でき、バンクも稼働しているなど、細胞源としては有利な点が多かった。そこで出澤らは、骨髄由来の間葉系幹細胞からシュワン細胞を分化・誘導することを試みて成功。続いて、神経細胞や骨格筋細胞への誘導法も突き止めた。

タフな幹細胞

2003年頃から、出澤は、骨髄由来の間葉系幹細胞の培養実験中に時折おこる奇妙な現象に気づいていた。頻度は低いが、普通に培養しているにもかかわらず細胞塊が自然発生的に形成され、しかも間葉系幹細胞からはできるはずのない毛や色素細胞などが混ざっているのだ。出澤は、そこにはES細胞によく似た分化能の高い幹細胞が存在しているようだと直感した。ただしＥＳ細胞が無限に増殖するのに対し、この細胞塊は毛や色素細胞に分化するに従い、増殖が緩やかになり止まるような傾向がみられた。

間葉系幹細胞を扱う研究者であれば、必ずそうした細胞を目にしていたはずだが、大半はやり過ごされていたのかもしれなかった。頻度も量も少ないため、同定するのは困難をきわめたが、出澤は果敢に挑んだ。外胚葉から分化する神経、内胚葉から分化する消化管、中胚葉から分化する平滑筋などのマーカーに陽性の反応を示す細胞が細胞塊の中には揃っており、三胚葉性の細胞に分化しているようだった。そこで、受精して卵分割が始まった胚盤胞に、バラバラにした細胞を導入してみたものの、確たる進捗はないままだった。

４年たった２００７年の夏のある日のこと、出澤は、イヌの間葉系幹細胞から誘導した骨格筋細胞を継代培養中、培養液の代わりに、うっかり細胞をはがすために用いる消化酵素の一種、トリプシンに細胞を浸けたまま、共同研究者の藤吉に誘われた飲み会に急いで出かけてしまった。翌朝、実験室に戻ると、骨格筋細胞は消失していることがわかり、大失態を犯してしまったと青ざめたのも束の間、捨てる前にと顕微鏡で詳細に調べてみた出澤は、生き残っている細胞がいることに気づく。栄養分がないどころか、消化酵素という過酷な環境に16時間浸けても生き残っている細胞の正体は、骨格筋幹細胞とわかった。

出澤は、目当ての幹細胞を高純度で取り出そうと、皮膚由来の線維芽細胞や骨髄由来の間葉系幹細胞を培養した後に、長時間のトリプシン処理でストレスを与えて濃縮し、自己複製を繰り返させるよう浮遊させた状態で培養してみた。できあがったのは、ＥＳ細胞由来の胚葉体とそっくりの細胞塊で、出澤は、これが目指すものだと確信した。

こうして、過酷なストレス下でも生き延びたこの幹細胞は、Ｍｕｓｅ細胞と命名された。さらに出澤は、Ｍｕｓｅ細胞がヒトＥＳ細胞のマーカーである*SSEA-3*を発現していることを探り当てる。Ｍｕｓｅ細胞は、多能性幹細胞のマーカーである*SSEA-3*と間葉系幹細胞のマーカーである*CD105*の両方が陽性である細胞として同定できるようになった。

Ｍｕｓｅ細胞の安全性

Ｍｕｓｅ細胞の特徴は、ＥＳ細胞のような倫理的な問題がないこと、そしてがん化する可能性がきわめて低いことで、この点で、これまで見つかっている多能性幹細胞の中では最も優位に立つ。

Ｍｕｓｅ細胞は、成体の骨髄液では、単核球細胞約３０００個につき1個の割合で含まれている。割合としては小さくても、骨髄移植の際には相当量のＭｕｓｅ細胞が移植されているとみられているが、50年におよぶ骨髄移植においてがん化の報告はない。白血病が治癒するのは、骨髄に含まれている造血幹細胞によって造血能が回復するためで、Ｍｕｓｅ細胞の関与は明らかではないが、骨髄移植の実績を借りるなら、Ｍｕｓｅ細胞をヒトの体内に移植することの安全性は、かなり高いレベルで保証されていると考えてもよい。

現在、世界中で約400近い細胞治療の臨床試験が実施されているが、そのほとんどが体性幹細胞を用いたもので、間葉系の細胞が多くを占め、残りが臍帯血などである。成人を治療するのに、成人の細胞でというのはきわめて自然な発想だ。

細胞移植によって成体の機能を取り戻そうという場合、もとからある体内の細胞と連携していくことで組織の再構築がなされなくてはならない。出澤は、極端に発生段階が異なる細胞では、細胞の分裂速度や転写活性などさまざまな性質が異なるため、成人の既存の細胞とはなじまないのではないかとみる。ES細胞は、受精から少し進んだ発生初期段階の細胞から樹立され、非常に幼弱ながら高い分裂能力をもつ。iPS細胞も、成人細胞から人工的につくられた細胞でありながら、分裂能力は高い。いずれも培養後に移植しても生着しにくいとみられ、そのまま死滅してしまえばまだしも、腫瘍化のリスクは免れられない。

これまでの出澤らの動物実験においては、移植したMuse細胞が腫瘍化した例はない。免疫反応を起こさないようにしたヌードマウスの精巣にMuse細胞を移植する安全性試験では、半年後にも奇形腫の形成がないことを確認している(一方、ES細胞やiPS細胞の場合には、8~12週間で奇形腫が形成された)。

有効性についての検証も並行して行われる。Muse細胞の投与にあたり、どれくらいの量をどのくらいのスピードで入れるかは、安全性にもかかわってくる。また、単独で投与すべきか、他の間葉系幹細胞を混ぜたほうがよいのか、検証すべき課題は山積している。

パーキンソン病のサルの治療に成功

Ｍｕｓｅ細胞は、さらに優れた特徴をもつ。体内に注入すると、血液を介して傷ついた臓器へと自然に向かっていき、そこで修復されるべき細胞へと分化することだ。

いずれもマウスの実験で、損傷した皮膚に局所注射したところが皮膚細胞(外胚葉)に、変性した大腿筋の修復を目指した静脈内投与では骨格筋細胞(中胚葉)に、そして、障害を受けた肝臓の治療のための静脈内投与では肝細胞(内胚葉)に、それぞれ分化していた。このように、Ｍｕｓｅ細胞は、体を構成する三胚葉性の細胞にそれぞれ分化できるが、いずれも損傷を受けた部位では、Ｍｕｓｅ細胞が障害部位に生着し、組織に応じた細胞に分化することで治癒が進むとみられている。損傷のない部位には、Ｍｕｓｅ細胞の存在は認められなかった。

２００１年頃から、ストレスや損傷、重大な疾患などが生じている場合、その血液中には多分化能をもった細胞が存在しているという研究データが出されるようになっていた。２００５年には、ドイツのハノーバー大学で、心筋梗塞の患者に対して、自己の腰骨から採取した骨髄の単核球細胞を心筋に注入したところ、心臓が再生されて心機能が回復したと報告された。用いられた骨髄単核球細胞には、Ｍｕｓｅ細胞が含まれているとみられている。

損傷が広範におよんでいたり、衝撃が極端に強かったりすると修復は難しい。また、年齢や基礎疾患などのさまざまな因子も絡み合って、自己の体内に存在するＭｕｓｅ細胞だけでは十分に有効な治療ができていない場合もありうる。そこで、Ｍｕｓｅ細胞だけを選択的に分離し、体の負担の軽い形で投与できるようになれば、治療の可能性が広がると期待できる。出澤は、「人間は本来、自己修復する機構を持っている。この細胞をうまく活性化して制御すれば、生物学的に理にかなった再生医療が実現するのではないか」と語る。

２０１０年５月、米国科学アカデミー紀要に論文が掲載され（Y. Kuroda et al.: *PNAS*, **107**, 8639（2010））、Ｍｕｓｅ細胞の正体が明かされると、多くの注目が集まり、作製法も公開している。そのポテンシャルの高さから、出澤は研究の主軸をそちらにシフトさせており、基礎研究、臨床応用の双方から再生医療実現のための積極的なアプローチを開始している。

２０１２年、出澤らは、パーキンソン病モデルのサルから骨髄を採取し、その中の間葉系幹細胞からドーパミン神経細胞を作製して、元のサルの脳へ移植する実験で、機能が改善したことを確認した。

◉コラム　Ｍｕｓｅ細胞がｉＰＳ細胞に？

ｉＰＳ細胞は、体の細胞に少数の因子を導入することによって多能性を獲得する。そのメカニズムについて山中は、２００７年に『ネイチャー』誌へ寄せた総説において、確率モデルとエリートモデルという２つのモデルを提唱している。

確率モデルは、山中4因子の導入を受けたほぼすべての細胞が初期化される能力をもつが、実際には確率論的に、一部の細胞のみが完全な核初期化をおこすというもの。一方、エリートモデルは、核初期化が起こる細胞は特定の細胞種のみであるとするものである。山中は、確率モデルが支持されると結論づけている。

しかし一方で、細胞の分化度がiPS細胞の樹立効率に大きく影響を与えることも明らかになっており、出澤らは、細胞の種類によってiPS細胞のなりやすさに違いがあると考えた。

間葉系幹細胞に一定の割合で含まれるMuse細胞は、iPS細胞の起源ともなりうる。ヒト皮膚由来の線維芽細胞に山中4因子を導入する実験では、Muse細胞はiPS細胞に変化したのに対し、Muse細胞以外の通常のヒト皮膚由来の線維芽細胞からはiPS細胞が誘導されることはまったくなかった。これはエリートモデルを示唆するもので、Muse細胞のようにすでに多能性をもつ細胞が4因子を導入されることによって無限増殖性を獲得し、iPS細胞に変化したのではないかと、出澤は考えている。

もし、iPS細胞に変化しうるのがMuse細胞だけであれば、あらかじめMuse細胞だけを分離しておくことで、iPS細胞への誘導効率を向上させられる可能性もある。比較的均質なMuse細胞をiPS細胞の誘導に用いれば、その誘導メカニズムの解明にもつながるかもしれない。

2 パーツをつくって、貼りつけて

――組織工学の威力

iPS細胞を用いた再生医療であっても、移植には工学技術の成果も欠かせない。体性幹細胞を使って、世界に先駆けて患者を治せるところまで到達しているのが、東京女子医科大学先端生命医科学研究所の岡野光夫らが手がけてきた細胞シート工学の技術だ。その移植にかかわる道具の開発とあわせて、地道に臨床応用が進められている。

ここまできた組織工学――細胞シートの可能性

早稲田大学と大学院で高分子化学を修めた岡野は、人工物と生体が触れることで何がおこるかに強い興味を抱いていた。1979年の博士論文のテーマは、「ミクロ相分離構造を有する親・疎水性ポリマーの合成とその医用材料への応用」だ。

当時、医学とは異分野の研究者は、「臨床医の手伝いをする」という位置づけで、オリジナルな手法を発揮できずにいる中で、東京女子医科大学は少し趣を異にしていた。教授には人工心臓を研究していた医師、桜井靖久がおり、「医大の中に工学部をつくりたい」と言うほど、医学と工学の融合に熱心だった。人工心臓では、血液が異物に触れて形成される血栓が最大の課題で、それを回避するためには生体との融合性の高い材料（バイオマテリアル）の開発が不可欠だった。岡野は桜井の下で、バイオマテリアルを手がけることになった。

しかし、現実の医工連携には超えがたい壁があり、一時は岡野の関心も一流誌に掲載されるような学術的成果にのみ向いていた。それが一変したのが、世界で最初の全置換型人工心臓の植え込みに成功した米国ユタ大学に渡ってからだ。「実際に診断や治療に使えるところまでやらないと、基礎研究を大きな価値にすることができない」と痛感させられた。

１９８７年に帰国後の岡野は、〝人工物と生体の接点〟から、ついに、オリジナルな「細胞シート工学」技術の確立へと至るのである。

「細胞＋非生物材料」の挑戦

岡野がまずよりどころとしたのは、組織工学（ティッシュ・エンジニアリング）だった。組織工学とは、細胞と非生物材料を工学的な手法で組み合わせ、生きた組織を構築するというアイデアだ。材料化学者のロバート・ランガー（Robert S. Langer）と医師のジョセフ・バカンティ（Joseph P. Vacanti）が１９９３年の『サイエンス』誌上でその可能性について総説を展開し、そこから一気に研究が花開くことになった。

そもそも組織(tissue)とは、ラテン語で織物を意味する「texere」という言葉に由来しており、細胞と、細胞形成を制御する超分子複合体である細胞外基質(細胞外マトリックス)が積層構造に積み上がったものだ。その成り立ちから、大きな組織塊や臓器は、血管系を無視して移植することはできない。また、血液細胞であれば、輸血や骨髄移植のように注射で細胞を送り込むことも可能だが、一般に、その他の細胞は注射によっては効率よく移植できない。細胞塊から、酵素を使って細胞同士を切り離せば、細胞表面の膜タンパク質が破壊されてしまい、細胞を移植してもほとんどが生着せず流れ出してしまうからだ。

そこで1980年代後半、バカンティらは、生分解性の高分子材料で三次元的な細胞の足場をつくり、これに細胞を種のように播いて、培養した後に移植に供するという新しい手法を提案した。生分解性合成高分子材料は、一定の時間の経過とともに体内で分解し、吸収もしくは排泄されるため、すでに外科手術の縫合用の糸などに用いられていて、実績がある。培養した材料を足場ごと患部へ移植すると、足場が分解する間に、移植された細胞により細胞外マトリックスが形づくられ、足場の通りの形をした組織が再生されるものと期待された。

しかし、移植によって細胞外マトリックスが産生されて細胞が増殖するスピードと、生分解性材料の分解・消失する速度を合わせるなどの困難がある。加えて、生分解性とはいえ、体内では炎症反応をおこしやすい。さらに、足場の上に細胞を定着させるのもそう容易ではない。このため、こうした手法を用いた再生医療は、ほとんど現実のものとなっていない。

細胞を傷つけずに回収

細胞の構造を破壊することなく移植できる方法として、岡野らが開発したのが「細胞シート」だ。これは文字通り、細胞をシート状にして、それを1枚(単層)、あるいは積み上げて(積層)、組織を構築していくものだ。それも足場を用いず、代わりに特殊な基材の上で細胞を培養する。

ポリマーの専門家である岡野は1990年、温度によって疎水性と親水性を変化させる高分子修飾表面の開発に成功した。それは、人工心臓で血栓をつくらせないようにすることをめざし、生体と親和性の高い細胞非接着性表面を作製しようとする試みを基盤にして考案された。

ポリイソプロピルアクリルアミドという高分子は、水中で下限臨界溶液温度が32℃という性質をもつ。つまり、32℃以上では、疎水結合が強まってポリマー鎖が凝集するために、この高分子を固定した表面上で細胞を培養できる。一方、温度を32℃以下に下げると、親水性をもつアミド結合と水分子が急速に結合するので、高分子鎖の水和が促進される。

この温度応答性培養皿の表面で、37℃で細胞を一定期間培養すると、単層に広がった細胞シートができあがる。ここで室温程度(20〜25℃)にすると、表面と培養細胞の間に水が入り

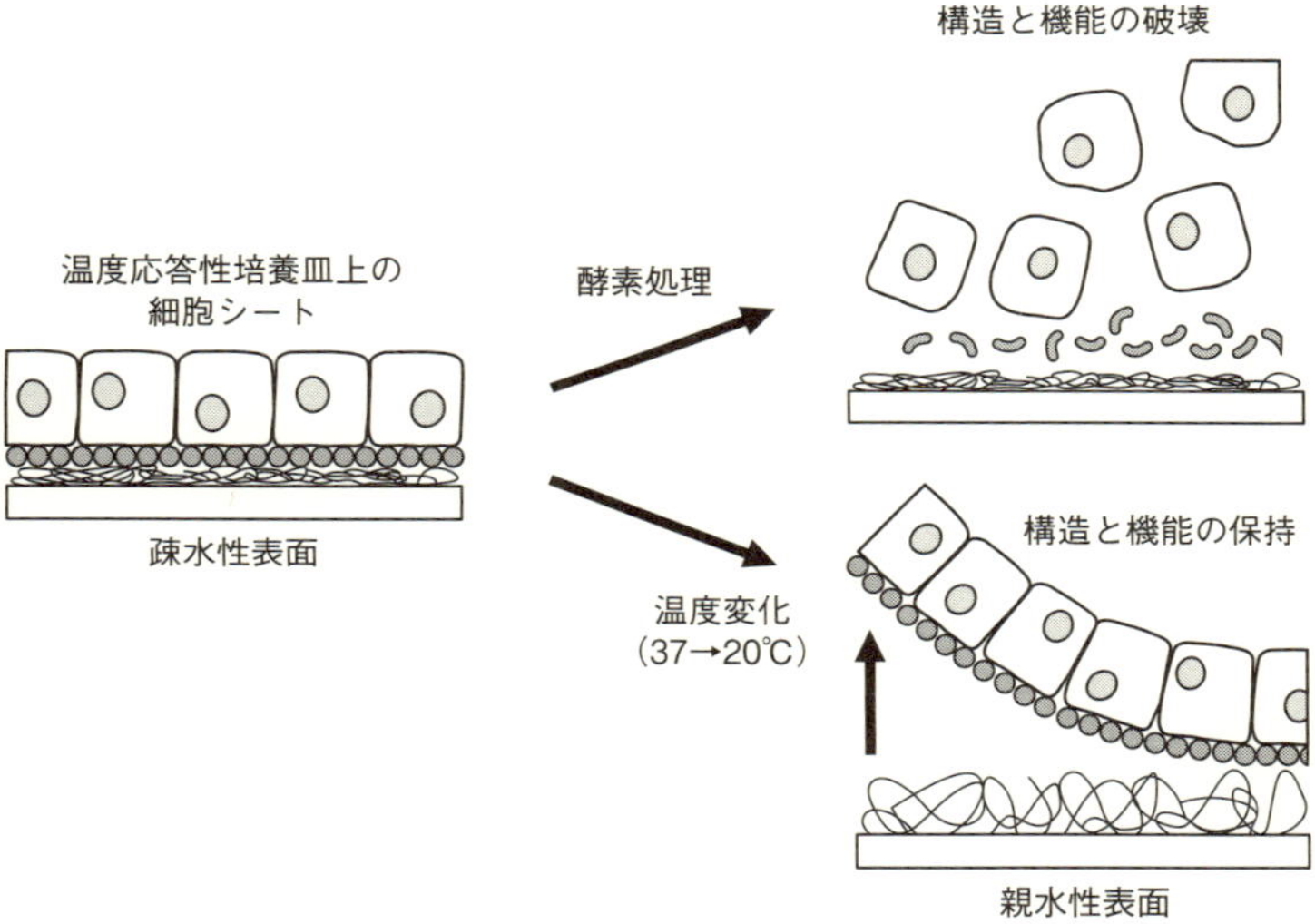

図5　細胞シート．温度が低下するだけで剝がれる．提供：岡野光夫．

込むことで容易に培養細胞が脱着して、細胞を傷つけずにシートのまま回収できる(図5)。

それまで、細胞を回収するためには、トリプシンなどのタンパク質分解酵素を用いて加水分解するよりほかなかった。細胞シートと培養表面の間には、フィブロネクチンやラミニンなどの接着性タンパク質が分泌されている。酵素を用いずに表面から細胞シートをはがせば、この接着性タンパク質を細胞シートの片面に保持できる。移植時にはそれが糊の役割を果たして移植面に貼りつくので縫合は不要だ。

広がる臨床試験

薬や手術など、従来の方法では治癒

が見込めなかった疾患に対して、細胞シートは治療の可能性を大きく広げた。岡野は2001年、自らの研究成果の1日も早い実用化を目指して、大学発のバイオベンチャー企業、(株)セルシードを設立、細胞シートの量産システムの確立とともに、心筋や角膜再生(後述)の臨床試験を進めている。

一連の技術は、「細胞シート工学」と命名された。細胞シートをつくるための温度応答性細胞培養皿は、「UpCell®(アップセル)」という商品名で、発売されている。

心筋や角膜に次ぎ、細胞シート使用で有望な治療分野が、食道がん切除後の食道上皮の再建だ。食道がんに対する体への負担の少ない治療として、内視鏡による粘膜下層剥離術(ESD)が普及しているが、広範囲に切除すると、術後に高頻度で食道が狭まってきてしまう(狭窄)。そこで口腔粘膜から作製した細胞シートを剥離表面に貼りつけると、狭窄が止まり、しかも上皮の治癒も進むという、一石二鳥の効果が得られる。東京女子医大消化器外科の山本雅一との共同研究で、2007年以降数十例の治療を実施して好成績を収めている。

また、東京医科歯科大学名誉教授の石川烈とともに、歯根膜の細胞シートを用いた重症歯周病の治療にも乗り出している。動物実験で、ぐらついた歯に歯根膜細胞シートを貼ると、周りに骨が再生される効果を確認しており、ヒトでの臨床研究も始まっている。

心筋再生シートについては、2012年に、セルシードから技術提携を受けたテルモ(株)が、薬事法に基づいて承認を得るための国内での治験を開始しているが、それ以外は臨床研究として行われている。

岡野らは再生医療を、公的医療保険が使える一般診療として広めることを目指しているが、国内で治験を実施して承認を得るプロセスは複雑で、ハードルが高い。

このため、最も先行する角膜移植についての治験は、セルシードが、フランスで２００７年から実施している。この治験の結果を基に欧州医薬品庁（ＥＭＡ）に承認を申請したが、２０１３年３月に、80症例規模の多施設共同試験による追加データの提出を求められている。このため欧州での商品化は中断しており、今後は開発の主軸を日本に移すことも検討している。

細胞シート、次なる夢

岡野が最終目標として思い描くのは、肝臓や膵臓、心臓といった実質臓器を丸ごと再生すること、そして、シートを量産するための〝細胞工場〟をつくることだ。

細胞シートは、面積はいくらでも広げられるが、厚さには限界がある。シート１枚の厚さは約10㎛で、重ねても１００㎛以下であれば、拡散を通じて酸素やグルコースなどの栄養分が補給できるが、それ以上の厚さになると毛細血管を通さなくてはならなくなる。

そこで、細胞シート（80～１００㎛）を数層積み上げた中に血管の内皮細胞を共培養させ、これを移植してみた。すると、６～８時間でホストの血管と結合して、移植した細胞シート内に毛細血管が張り巡らされてきたのである。岡野らは8時間以上空けてこれを繰り返し、1㎜ほどの厚みの組織を作製することに成功。臓器の丸ごと再生も夢ではなくなった。

一方、効率性と安全性の両面の向上を目指し、(株)日立製作所と共同で、全自動で細胞を培養できる小型培養装置を開発している。細胞工場は現実のものになろうとしているのだ。

心臓――臓器移植に代わる治療を

最初に細胞シートの利用に名乗りをあげたのは、大阪大学心臓血管外科の澤芳樹だった。「そもそも病気は患者さんが自分で治しているものであり、外科手術も含め、医者は手伝いをしているだけ」というのが、心臓外科の第一人者、澤の持論である。

しかし、心不全はそれだけでは賄い切れない部分があり、心臓の筋肉(心筋)を治さないと、最終的に克服することはできなかった。移植や人工心臓を用いずに心臓を根本的に治すのは再生医療しかなく、澤は、細胞シートとiPS細胞の技術でそれを突破しようとしている。

やり切れなさから基礎研究へ

澤の母方の祖父は、医学者として将来を嘱望されていたが、腸チフスにかかって20代で他界した。片親で苦労した母親に、澤は幼いころから医者になる道をほのめかされて育てられ、宿命にも導かれる形で阪大医学部に入学した。

１９２２年、ドイツから外科医を招聘して開設された第一外科（現・心臓血管外科）では、１９５６年には日本で初めて体外循環装置を用いて開心手術を行い、心臓外科手術の基礎をつくるなど、挑戦をいとわない風潮があった。澤は１９８０年、この伝統ある医局に入局し、厳しさにもまれながら、手術の腕を上げていった。

第一外科は、心臓病を外科医の立場から克服しようという開拓者精神があふれており、手術成績が上がると、さらに高みを目指した挑戦が続けられた。しかしその一方で、薬や手術では治せない病気の存在が際立つようになっており、その最たるものが心不全である。

心不全は、酸素や栄養分を含んだ血液を全身へと送り出すポンプの働きが衰えた状態である。心筋の細胞が機能しなくなり、細胞同士をつなぐ結合組織の中で線維芽細胞が増殖し、細胞と細胞の間にある間質の線維化が進行するのに伴って、心筋細胞が障害されていく。最終分化した心筋細胞はほとんど細胞分裂をおこさないため、もはや再生はできず、死滅した細胞がどんどん増加すれば、やがて心機能の停止に至る。

心不全の治療は、薬や手術法の開発でかなり進歩している。ただし、重症な心不全の治療は今なおきわめて困難で、補助人工心臓により救命しながら、心臓移植を待つより他にない。２００９年の臓器移植法の改正後、心臓移植はかなり進みつつあるといっても、日本では年間30件程度で、平均待機期間は８２０日（２０１２年）とまだまだ難しい状況がある。また、免疫抑制薬によって生着率は向上しても、合併症は少なからず発生し、心臓移植を受けた人の10年生存率は5～6割とされる。

移植に代わる治療として、植え込み型の人工心臓の開発が進み、国産品を含めて、相次いで小型・高性能の機器が承認されている。しかしながら、根本的に心不全を治そうと思えば、心筋自体の治療に手をつけないことには突破口は開けない。

澤は、手術がうまくいっているのにもかかわらず、心不全で亡くなる患者が少なくないことに、やり切れなさを感じていた。血管や弁を再建する手術成績の向上を目指すだけでなく、問題点を細胞レベルでしっかりと考えなければならなかった。そこで澤は、外科医でありながら、分子生物学の世界に入り込むことになる。１９８９年に留学した先のドイツのマックス・プランク研究所では、心筋保護や心筋再生の分子生物学的なアプローチの基礎を学んだ。

同年、阪大の中村敏一が、肝臓細胞から再生を担っている肝細胞増殖因子(Hepatocyte Growth Factor, ＨＧＦ)を発見し、単離していた。帰国後、澤はこのＨＧＦが心筋内にもあることを突き止め、ＨＧＦが、血管の新生や線維化の抑制などの効果をもたらすことで心筋再生機能に大きく関与していることを明らかにしている。こうして澤は、ＨＧＦ遺伝子の導入、すなわち心筋再生の遺伝子治療という未開拓の領域に着手することになった。しかし、動物試験では好感触が得られたものの、遺伝子治療については倫理面のハードルが高く、ヒトに応用したくても前に進められずに暗礁に乗り上げていた。

足の筋肉からシートをつくる

患者本人の細胞を用いるのであれば、倫理的にも問題は少ないだろう――澤はそう判断し、1997年頃から、研究を細胞治療へとシフトさせた。

当初試みられていたのは、分裂・増殖して心筋および骨格筋になる前の未分化の細胞である筋芽細胞を用いる方法だった。体外で培養した筋芽細胞を心筋内に直接、注射針で注入するのだが、移植した細胞の8割近くが失われてしまう上、炎症や不整脈などの副作用も生じかねないなど、リスクが高かった。加えて、心筋細胞の代わりとなる安全な細胞の確保も必要だった。拒絶をおこさず、倫理的な問題もクリアするためには、自己由来の細胞であることが理想的だった。さらに、局所的な細胞移植しか行えなければ、拡張型心筋症のように心臓全体の機能が低下した場合には限界があるなど、課題は多くあった。

2000年の日本人工臓器学会の席上、澤は、東京女子医科大学の清水達也が、ひよこの心筋細胞を使った細胞シート作製について発表するのに目が釘づけになった。その大きな可能性を見出した澤は、清水が壇上から降りるのを目がけて駆け寄り、共同研究を持ちかけた。循環器内科医でもある清水は、岡野光夫の下で研究を始めた直後のことで、細胞シートの技術は、臨床医からはまだほとんど顧みられていなかった。岡野は快く澤の申し出を受け入れ、約600kmの距離を乗り越え、共同研究が着々と進められた。

基礎実験では、ラットの心筋細胞を用いて細胞シートを作製し、これを3層積み重ねたものをヌードラットの皮下に10回移植すると、実験室内で1年以上拍動を維持し続けた。さらに、これを心筋梗塞部に移植すると、心機能の改善も認められた。

この技術をヒトの治療に使おうと考えた場合、培養する細胞をどこから採取すべきかが大きな問題となった。心筋細胞を採取することは難しいため、この代わりとして候補に上がったのが、豊富にあって採取も容易な、足の骨格筋の筋芽細胞であった。

実は、これを直接注入法によって心筋に移植できないかという試みがすでにフランスでなされていた。ただ、副作用として不整脈がおこる反面、有効性が認められないとして試験は早期に打ち切られた。しかし、副作用がおこる原因は、筋芽細胞のせいではなく、直接注入法にあるとみられていた。そこで、澤らは、自己の骨格筋芽細胞を用いた心筋シートによる心筋再生治療について、動物実験を進めることにした。

まず、温度感応性応答培養皿を用いて、ラットの心筋細胞、そして筋芽細胞のそれぞれを培養して心筋細胞シートを作製。これを剝がして重層化し、2週間後に心筋梗塞のモデルラットに移植した。すると、心筋細胞・筋芽細胞のいずれの群でも、心拡張収縮能は向上し、左心室の拡大が抑制された。移植された心筋内では、ＨＧＦや血管内皮細胞増殖因子が発現しており、幹細胞由来因子も多く集積していた。この結果から、筋芽細胞シート移植は、成長因子など、20種類以上のさまざまなサイトカイン（微量生理活性タンパク質）を出し続けることで幹細胞をも誘導し、自己修復機能が働いたとみられた。

その後、ハムスターや、ブタのようにヒトに近い大型動物でも好成績を収めた。足の筋芽細胞で有利なのは、心筋と同じ横紋構造である上に、心筋に比べてはるかに増殖能が高いことだ。肉離れをしても数週間で治るのは、筋芽細胞が遊走してきて修復を始めるからである。澤は、「心臓はケガをするチャンスが少ない分、進化の過程でそうしたメカニズムが失われたのではないか。この筋肉修復メカニズムを心臓で発揮させたい」と歩みを進めた。

ヒトの臨床へ

動物での良好な研究成果をうけて、自己筋芽細胞シートは2007年5月、ヒトの臨床に用いられることになった。学内の倫理委員会の承認を得て最初に移植されたのは、拡張心筋症で末期状態にあった50歳代の男性患者だった。心不全が悪化したために、2006年から1年半、左心室の補助人工心臓を装着していたが、それを外すことができるほどには自己の心機能は回復せず、収縮力の衰えた心臓はもはや移植でしか救う道がないとみられていた。

「ダメでも、やってほしい」という患者の意向を受け、大腿部(太もも)から筋肉を採取して培養した筋芽細胞シートを作製し、開胸して、心臓の壁が薄くなってしまった個所に移植した。すると患者の心機能は回復し、9月には人工心臓から解放され、12月にはついに退院するまでに至った。その後、完全な健常レベルとはいえないが、日常生活に支障がないまでに回復している。世界で初めての画期的な成果だった。2012年までに計13人の細胞シート移植が行われ、筋芽細胞シート移植により、まったく健常人と同じとまではならないまでも、ある程度病気から脱却できるポテンシャルがあることが証明された。

この結果を受けて2012年、テルモ(株)では、虚血性心疾患による重症心不全の成人患者を対象にして、筋芽細胞シートの製造承認を得るための治験を開始している。移植法は、患者自身の骨格筋芽細胞を直径約5cmのシート状に培養し、4枚重ねて患者の心臓に6カ所ほど貼りつけるもので、数十例に実施し、5年後の実用化を目指すという。さらに2013年には、小児の心筋症の患者に対する治験も開始される。

iPS細胞で心筋細胞シートを

足の筋芽細胞は、心筋細胞になることはない。心臓に新たな血管が形成されたり、心筋細胞が活性化されて線維化が減少するといった治療効果は、筋芽細胞が放出するサイトカインによってもたらされている。このため澤らは、心筋細胞に生存能力が残っている状態である場合には、自己修復能が働き、何らかの改善がみられるのではないかと推測している。

ただ、それ以上に重症の心不全になってしまえば、拍動する心筋の質の低下に加えて、生存している心筋細胞の数も減少してしまうので、補充しなくてはならなくなる。

その有力な細胞源が、多能性をもつiPS細胞で、心筋細胞にも分化・誘導させることができる。しかし、iPS細胞由来の心筋シートさえできれば、それを使って必ずうまく行くという保証はない。心臓と電気的に結合できれば理想的だが、そうできたとしても、サイトカインを放出させる能力が足の筋芽細胞ほどにあるかどうかは未知数だった。

澤らは、大型動物であるブタの心筋梗塞モデルで、ヒトのiPS細胞を用いた心筋シートの実験を積み重ねている。心筋細胞が生着した結果、心機能の回復がもたらされ、収縮力も改善するという良好な効果が得られている。筋芽細胞に力を注ぎつつ、それでは治し切れない人をiPS細胞を用いて治し、人工心臓から患者を解放するのが、澤の次なる目標となった。iPS細胞を用いた心筋シートの臨床研究は、2017年度までに実施する予定でいる。

澤は、山中とも始終連絡を取り合っており、両者はトンネルを両側から掘り進めているような格好だ。出口である治療の側から穴を掘っているのが澤たちで、入り口の基礎研究の側から掘り下げていくのが山中たちだ。1日も早く、日本発のiPS細胞を発展させ、実践に使えるものにするまで、トンネル掘りは休むことなく続けられる。

＊

なお、慶應義塾大学循環器内科の福田恵一らは、多能性幹細胞から分化する過程の細胞を選別して、失われた心筋細胞と同じ量の治療細胞を得る方法の開発を進めている。心筋梗塞や拡張型心筋症では数億個もの心筋細胞が壊死に至るとされ、iPS細胞を用いた心筋細胞移植では、大量かつ安全な心筋細胞を作製することが求められているからだ。多能性幹細胞とそこから分化した心筋細胞の代謝の違いを突き止め、それをコントロールすることで、マウスにおいて99％という高純度の心筋細胞を効率的に得ることに成功している。

〝量〟と〝質〟の壁を突破することが、心筋細胞の実用化に道を拓く。

角膜――上皮細胞のシートを載せるだけ

澤芳樹が心筋再生を試みているのを見て、細胞シートに注目していた研究者がいた。大阪大学の同僚である眼科の西田幸二である。専門とする角膜の再生に使えないかと考えていた。

ドナー不足と拒絶反応に悩む

〝最もやり甲斐がある仕事〟をしたいと、西田は阪大医学部に入学した。手術、とりわけ顕微鏡を用いて微細な縫合を行うマイクロサージェリーにあこがれ、手術によって機能が復活するような診療科目を志向し、１９９８年の卒業時に選んだのが眼科だった。当時、角膜は移植の基礎が固められつつある頃で、西田は角膜の研究に取り組むことにした。

目の構造（11ページ図3参照）において、光を屈折させる透明なレンズが角膜であり、さらにその周囲の白目の部分は結膜が覆っている。角膜が濁れば光が十分に取り込まれなくなり、失明に近い重度の障害がおきることもある。

角膜は厚さ約0・5㎜で、上皮、実質、内皮の3層構造をなす。上皮が全体の10分の1の0・05㎜程度、内皮は10㎛にも満たず、その残りが実質の厚みだ。角膜の疾患では、10分の1が上皮、10分の5が内皮、残る10分の4が実質という割合でおこる。

角膜上皮の混濁は、さまざまな薬剤の重度の副作用として生じるスティーブンス・ジョンソン症候群（SJS）、火傷や、酸やアルカリが目に入った後遺症としておこることが多い。実質や内皮は主に、遺伝性の疾患によって障害される。3層のいずれも著しい視力の低下や痛みがおき、日常生活に困難をきたすようになれば、角膜移植以外に治療法がない。

角膜の全層移植術は1905年ヨーロッパで開始され、100年以上もの歴史をもつ。日本では1957年に初めて実施され、1963年から角膜を斡旋できるアイバンクの整備が進んだが、2012年度末で全国54カ所のアイバンクの登録者は1万1778人で、減少が止まらない。待機患者は2285人で漸減傾向だが、同年度に実施された移植は891件（1476眼）と絶対的に不足しており、需要に追いついていない。

かつては角膜の中央部のみが移植されたが、それでは幹細胞が供給されず、結膜上皮の侵入が生じてしまっていた。角膜上皮の幹細胞は、角膜（黒目）と結膜（白目）の境にある輪部に存在する。そこで、ドナーの輪部上皮細胞のみを採取し、患者の角膜輪部に移植する輪部移植法が開発された。しかし、自分以外の組織を用いた他家移植のため、拒絶反応が20～30％

と高率でおこる。さらに長期でみると、3年後の移植片の生着率は、化学腐食など外因性の障害の場合は50%、SJS患者では実に0%という厳しい現実がある。

口の粘膜が角膜に？

角膜の研究に取り組んでいた西田は、遺伝性疾患の原因遺伝子を突き止めるなどの成果を収めてはいた。しかし、診断はできても治療に結びつかないことにもどかしさを感じており、米国のソーク研究所に留学して本格的に幹細胞の技術を学んだ。

2000年に帰国後、阪大に戻った西田がまず取り組んだのは、最表層で外界とのバリア機能を担う角膜上皮の再生で、移植に際して、岡野光夫らによる「温度応答型培養皿」の技術に着目した。澤の研究を知った西田は、心筋より角膜のほうがうまくいくのではないかと直感しており、岡野に共同研究を申し入れて快諾を得ていた。

西田らはまず、片目におこる病気について、健常なほうの目から、角膜上皮幹細胞を含むとされる角膜輪部の細胞を培養して細胞シートを作製し、移植する方法を考案した。手術は、濁った角膜上皮を切り取り、代わりにこのシートを載せるだけだ。完成された組織だけでなく、幹細胞も移植されるので、角膜上皮の恒常性を保つことができるとみられた。

技術的には完成度が高かったが、ここで大きな難題に直面する。片目の病気であれば、もう一方の目から幹細胞を採取して培養できる。しかし、角膜上皮幹細胞が消失した角膜上皮幹細胞疲弊症は、両目におきるものが多く、健常な角膜輪部から細胞を採取できないのだ。

80年代後半の眼科におけるトピックの1つが、「結膜上皮は角膜上皮に分化するか」という問題で、西田は手術でこれを実感していた。ドナーの結膜上皮を患者に移植すると、1年ほど経つ頃には、それが患者自身の結膜上皮細胞と置き換わる。そこに血管が入り込まなければ、その上の結膜上皮細胞は角膜上皮細胞様に変化する。

こうした経験から、西田は、角膜と発生学的に近い粘膜上皮細胞であれば、角膜になるのではないかと考えた。採取が容易な上皮細胞といえば、口腔粘膜か皮膚だ。皮膚細胞はタンパク質ケラチンを生成して角質化してしまうために、使えないだろう。片や口腔粘膜細胞は、瞼や結膜など目の表面の再建に古くから使われている。

西田は口腔粘膜を培養して回収した細胞シートを分析し、細胞間タンパク質や接着性タンパク質が傷つくことなく保持されていることを証明した。次に、これをウサギの角膜移植の実験に用いて好感触を得ると、2002年からヒトの角膜上皮再生の臨床研究を開始した。

臨床研究、そしてその後

最初の4例は、2004年に報告された(K. Nishida et al.: *New Engl. J. Med.*, **351**, 1187(2004))。

その方法は、次のようなものだ。

まず、患者の口中から3㎜四方の口腔粘膜組織を採取。「温度応答性培養皿」に敷き詰め

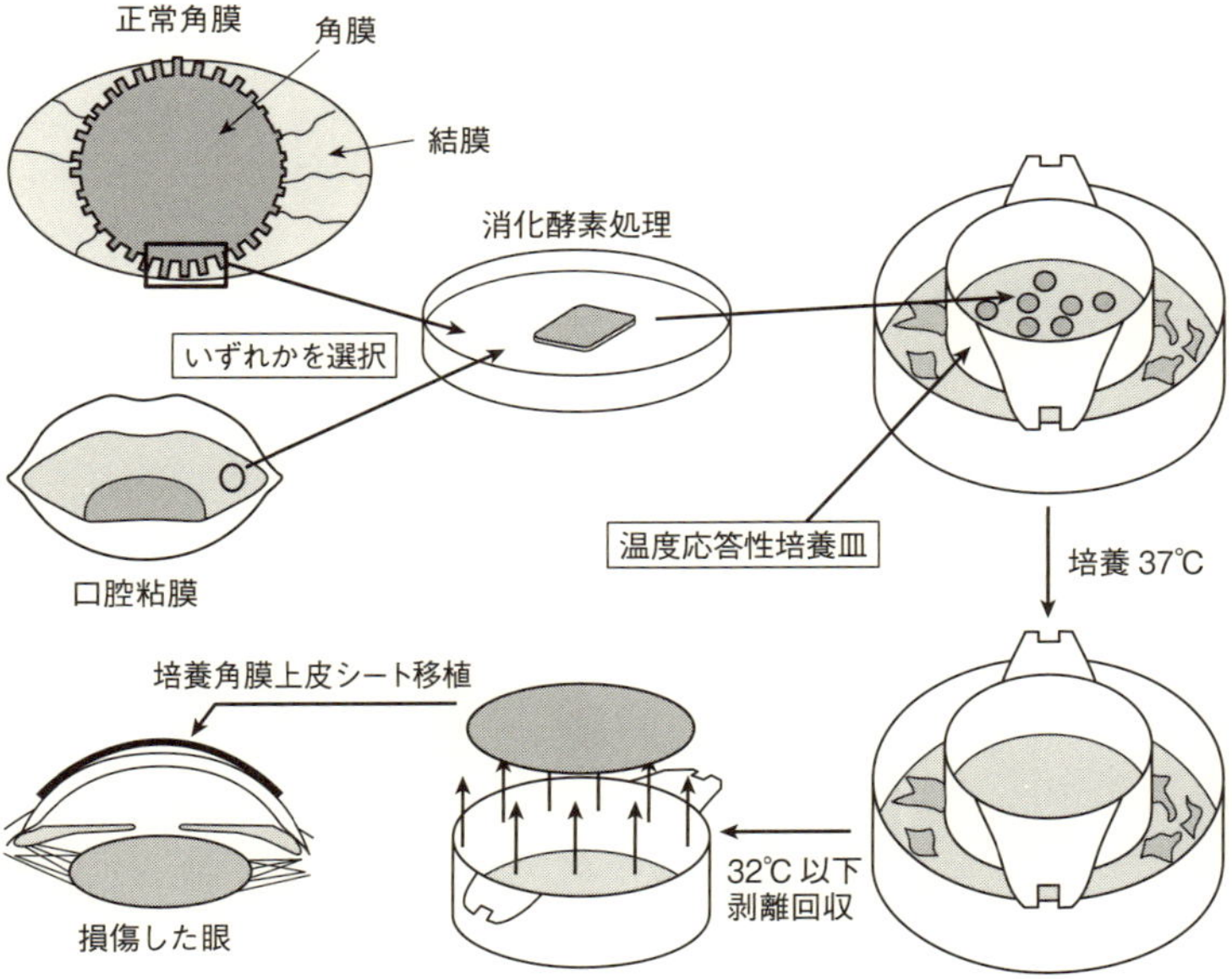

図６　角膜の培養細胞シート移植．西田幸二：炎症と免疫，**12**, 147 (2004)を参考に作図．

たポリマー上に培地となるフィーダー細胞を敷き、トリプシンなどでバラバラにした口腔粘膜組織を播き、37℃で培養する。約2週間でシート状の強固な膜となったら、32℃以下に30分ほど置いてシートが自然にはがれるのを待ち、紙を載せてシートを付着させる。手術では、角膜表面を覆う濁った結膜組織を除去してから培養細胞シートを直接載せて張りつけ、その後に紙を取り除く（図6）。

シートは患者4人のそれぞれ片目に移植されて生着し、1年後の時点で、ほとんど視力のなかった2人は移植した側が0・2と0・07に、0・01だった2人も0・8と0・4に回復していた。初期に20例近い手術を行っており、今も3カ月に1回は経過観察をしている。手術を受けた人の約80%で何らかの視力改善がみられているが、実質が濁っていたり、白内障で水晶体が濁っていて視力が上がらない人もいる。また、もともとが内因性の病気の場合は、一時的に改善しても、病気の根本治療がなされなければぶり返してしまうこともある。

2004年の時点で技術的にはほぼ確立されており、2009年度から、角膜上皮の幹細胞疲弊症に対する医師主導の治験が多施設で開始されている。

内皮は他家移植の効率化、実質は人工物で

角膜の障害のうち、内皮の障害は半分を占める。日本には移植待機患者だけでも2000人以上、実際の患者はその約10倍いるともされる。水疱性角膜症という代表的な病気では、角膜に水がたまって見えにくくなる。白内障などの手術でも、内皮が傷つくことがある。

西田らは内皮細胞シートの作製による移植術の確立を目指しており、ヒトの角膜内皮の培養とウサギへの移植で濁りの改善に成功している。ただ、内皮細胞の採取源には米国の研究用アイバンクから入手した角膜を用いているが、日本の臓器移植法では研究用の利用が認められていないことが障壁になっている。また現状では、1つの角膜から内皮細胞シートを3枚しか作製できないため、増殖能の向上も課題で、1つの角膜から100枚のシートを作製

することを目標に据える。

他家移植では一定の拒絶反応は避けられないが、内皮の場合は、目がかすむといった拒絶の症状が出てから服薬することでも対処可能だ。ただし、内皮は眼球内にあるため、上皮のように上から貼りつける移植はできない。手技が難しければ普及の妨げになるため、内皮シートを簡単に装着できる器具も開発中で、上皮同様、臨床研究は射程に入っている。

残る角膜実質は、きわめて透明性の高いタンパク組織であるコラーゲンからなる。人工的に合成したコラーゲンもあるが強度に欠けるため、工学的に強度を加える方法を検討中だ。また、ブタのコラーゲンをウサギに移植するなどの動物実験も進められてはいるが、開発研究にはなお数年はかかる見込みだ。

iPS細胞で角膜シート

西田は並行して、iPS細胞から角膜上皮や内皮を作製する研究も進めている。角膜上皮を口腔粘膜の細胞で代用すると、症例によって視力の改善率や透明性にバラツキが生じる問題があるが、iPS細胞によればこれらを解消できる可能性がある。さらに、角膜内皮には自己の細胞源がないため、iPS細胞からの誘導には期待が大きい。

西田らは、ヒトのiPS細胞に、細胞の分化を促すタンパク質などを加え、角膜上皮と見かけ上類似した細胞シートをつくり出すことに成功した。分析してみると、角膜上皮の生理学的な特徴を備えており、これをウサギの目に移植する実験でバリア機能を有することも確認。患者の血液から作製したiPS細胞から角膜シートをつくり、損傷部に移植する臨床研究を、3〜4年後を目標に始める予定だ。

西田は、今も研究の傍ら、年間50件近い角膜移植をこなす。患者に向き合うことで、現状の医療の限界もわかり、何とか新しい方法を開発したいという思いが強くなるからだ。

胆管と胃——生体吸収性ポリマーの可能性

「組織工学」においては、埼玉医科大学消化器外科の宮澤光男らによって、消化器外科の手術に使うための生体吸収性材料の実用化も進められている。人工材料は生物材料と違い、培養などのプロセスが不要で、工場で均一な質の物をつくることができ、一定期間は質を保ったまま保存できる。さらに量産もでき、輸送も容易だ。

8週間で分解

消化器の中でも、肝臓・胆道・膵臓(肝胆膵)はとりわけ複雑な機能をもつ臓器だ。手術では、中身の詰まった肝臓、膵臓のような実質臓器と、胃や大腸のような外界と接した管腔臓器をつながなくてはならないが、宮澤はそこに面白みを感じ、専門としてきわめている。

当初、宮澤は人工肝臓の研究を志しており、1997年、組織工学の概念を提唱したランガーの弟子であるマサチューセッツ工科大学のリンダ・グリフィス(Linda G. Griffith)のもとに留学した。そこで出会ったのが、人工肝臓の土台となる高分子ポリマーであった。しかもポリマー技術は、日本のほうがかなり進んでいるという。

帰国後、宮澤は、生体吸収性材料の分野の第一人者であった鈴鹿医療科学大学(当時)の筏《いかだ》義人に、組織工学を活用した臓器、特に胆管の再生に関して相談を持ちかけた。筏は、グンゼ(株)とともに吸収性の組織補強材を開発している。これはネオベール®という商品名で、1992年から製造・販売されている。これは生体吸収性のポリグリコール酸繊維を材料とし、ソフトな不織布に仕立てたもので、約2～3週間後にはほとんど生体内に吸収されるため、長期間の補強を必要としない部位に適用すれば有用性が高かった。

ただし、これをそのまま胆管に用いたのでは、材質が硬すぎ、胆管を再生させる土台(人工胆管)としては不適切である。組成を変更し、体内の胆管ともうまく縫合でき、かつ裂けることのない、スポンジ状のシートにつくり替える必要があった。

こうして、宮澤が筏とともに開発したシートが、カプロラクトンと乳酸の50：50共重合体をポリグリコール酸の繊維で補強したもので、裂けにくく、しかも外科で扱いやすい材料になっている。また約8週間で分解し、生体内に吸収されるという特徴ももっており、溶けるスピードはネオベール®に比べて緩やかなので、生体への影響はより少ない。

血管と胆管の再生に成功

宮澤はまず、このシートを用いて、腹腔(内臓を収める腹部の内腔)内の血管再生を試みた。たとえば膵臓がんの手術で、門脈や下大静脈のがん細胞が広がっている個所を切除した場合、直接血管を縫合すれば、そこの血管が狭くなってしまう。足の静脈を取ってきて再建することもあるが、手間がかかる。そこでブタを用いた実験で、切除した部分にこの生体吸収性ポリマーのシートのパッチを縫いつけてみると、やがて血管が再生されてきた。これを使えば、がんが広がった個所を自在に切り抜くことができるようになると考えられた。

胆管についても同様のことがおこる。胆管の一部を切除後に縫合すると、その個所が細くなってしまうため、通常はT型のチューブを一時的に挿入する。しかし、チューブを抜き去る際に腹膜炎をおこしたり、抜き去った後に再び狭くなる恐れがある。そこで、チューブの代わりにこの生体吸収性パッチ(人工胆管)を当てれば、胆汁が漏れ出すのを防止でき、胆汁が通る環境が整えられ、胆管が狭まることなく再生してくるのではないかと考えた。

ブタで試したところ、想像した通り、シートが分解して消失する頃には胆管が見事に再生された。材料の分解と組織再生のスピードとがうまく合致したのは、いわば偶然だが、2005年のことで、人工的な胆管再生は世界初の快挙だった。これらの技術については、大学の材料の安全性の確立と1日も早い実用化が目指されており、血管と胆管については、大学の倫理委員会の審査を経て臨床研究が行われようとしている。

なお胆管については、生体吸収性ポリマーを用いたステント(網目を筒状にした管)も作製された。一般に肝胆膵の疾患では、胆管と腸をつなぎ合わせて胆道(胆汁の通り道)を再建する手術がよく行われている。宮澤はこれに代えて、患部を切除して生体吸収性の人工胆管で置換し、そこに生体吸収性ステントを挿入することで、腸液が逆流せず、胆管も狭まらないような新しい治療法を考案した。生体吸収性ステントは、3〜6週間後には消失してしまうため、吻合部を拡張させながら胆管を再生させられる。

このステントは倫理委員会の審査もすんなり通り、すでに2010年から臨床で使用され、順調な経過を続けている。胆管がんの手術後の5年生存率は50％と予後が悪いが、10年を超えて生存する患者ももちろんいるし、子どもの先天性胆道拡張症や、若年者の膵管胆管合流異常で胆管を切除する場合に、こうした方法を採用すればメリットは大きい。

胃を切った跡にパッチ

宮澤の次のターゲットは胃である。日本人男性で、最も患者の多いがんは胃がんだが、早期発見による手術が普及したことで、比較的治りやすいがんになっている。ただし、胃がんの標準的な手術は、胃の半分以上を切除して再建するもので、切除する部位によっては、直接縫合して閉鎖すると変形したり狭まったりしやすいため、食事が十分にとれなくなる。また、広範囲を温存できたとしても、手術後の生活の質を著しく悪化させかねない。切除によって胃壁が欠損した部分を、収縮させずに修復・再生できる素材があれば、生体機能を温存させたままでの根治が可能になると考えられた。

ブタを対象にした実験は、以下のように行われた。まず、胃の中部前壁を8㎝四方にわたり切除する。胃全体の4分の1にも匹敵する大きさだ。次に欠損した部分に、生体吸収性ポリマー製シートを縫いつける。シートの厚さは1㎜で、これを3枚重ねて強度を出す。切除とシート移植から約1週間後、内視鏡で見ると、シートが足場となって、周囲から誘導された細胞がポリマーのメッシュの細かい穴に入りこむようにして増殖分化をおこしていた。3カ月後に胃全体を摘出して調べたところ、組織学的にも胃が再生されていた。一方で、シートはきれいに消失していた。世界で初めての、生体吸収性ポリマーを用いた胃壁再生の動物実験の成功だった。

ヒトにおいても、がんの部分だけを切除した後にパッチを当てて胃壁が再生されれば、元通り食べられるような胃を再生できるはずで、患者の生活の質は大きく向上すると見込まれている。同様の治療は、胃がんだけでなく大腸がんや食道がんにも応用できるはずだ。

胃の噴門部や幽門部のように、直接縫っただけでは狭くなりそうな場所に当てれば余裕ができる。あるいは大腸がんであれば、人工肛門を免れられるかもしれない。がんでなく、突発性の大腸穿孔や憩室炎で大腸に穴があいた場合にも、その個所にパッチを当てる治療が現実になるかもしれない。

今後、医療材料として薬事承認されるためには、治験を経なくてはならないが、先行する製品の実績があることは好材料だ。グンゼでは、生体内吸収性人工硬膜(商品名シームデュラ®)を2008年から製造・販売している。

宮澤は、第一線の外科医として、大学病院で8時間あまりかかる難易度の高い手術を週2〜3回こなしながら、研究時間を捻出している。決して楽ではないが、新しい外科学の山へ挑み続ける足取りは確かだ。今もライフワークと位置づけている人工肝臓は依然高い山だが、それに比べれば、生体吸収性ポリマーの実用化は頂上が見えているといえる。

3 再生医療研究の現在
——気になるあの部位は、いま

脳梗塞——発症後4時間半の壁を越える

iPS細胞はがん化のリスクを免れられないが、体性幹細胞であれば、暴走して分裂したりしないようにコントロールされているはずである。中でも、骨、軟骨、血管、筋肉、さらには神経にも分化できる間葉系幹細胞は、再生医療において、〝即戦力〟と期待がかかる。

この間葉系幹細胞を用いて、脳梗塞の治療法に取り組んでいるのが、札幌医科大学神経再生医療科の本望修《ほんもう》だ。現在の治療の限界である「発症後4時間半の壁」に挑戦している。

血栓溶解療法が頼みだが……

脳梗塞は、超高齢社会を迎えた日本が抱える大きな問題の一つである。日本で脳卒中といえばかつては脳出血が主だったが、現在では脳梗塞が多く、脳卒中死亡者のほぼ6割を占める。年間7万人以上が脳梗塞を発症し、90万人以上の患者がいると推計されている。

動脈硬化などを背景にして脳の血管が血栓でふさがれる脳梗塞では、脳細胞が酸素不足などで壊死して、一瞬で命取りになることもある。一命を取り留めたとしても、運動麻痺や失語症などの障害が残り、介護が必要になる理由の約4割は脳梗塞の後遺症によるものである。

2005年、脳梗塞に対する超急性期治療として、t-PA(組織プラスミノゲン活性因子)により血栓を溶解する治療法が承認され、後遺症を最小限にとどめられる治療と注目された。しかし、有効性を期待できる時間は発症後4時間半以内と限られている。また、投与できる医療機関も限定され、頭蓋内出血が5〜6%という高率でおこるとの報告もある。

脳神経再生を志す

本望は、がんを退治したいと志し、札幌医科大学医学部に入学した。しかし卒業後は、がんよりもさらに未知の部分が大きく、医科学の〝最後のブラックボックス〟とされる脳に魅せられ、脳神経外科へと進む。「脳は人間そのもの。複雑で、やるべきことも多くあった」。

臨床の場では、治癒がかなわず、命を落とす患者にも多く遭遇した。何とか新しい技術で克服したいと、1991年に渡米。ニューヨーク大学で基礎研究をスタートさせた。そのころから脳神経の再生を意識しはじめるが、まだ幹細胞や再生医療という言葉が人々の話題に上ることはない時代で、神経再生が可能だと本気で信じている研究者は少なかった。

当時、分子生物学的な手法が脳神経科学の分野にも応用されてきていた。本望はまず、さまざまな細胞を、精製・培養をしないまま脳神経疾患のモデル動物に移植してみたが、よい結果は得られなかった。そこで、ラットの末梢神経系にあるシュワン細胞を培養し、脊髄損傷モデルのラットの脊髄の脱髄領域へ移植すると、神経鞘が再生して機能の改善がみられた。神経疾患に対する細胞治療の大きな可能性を示す成果だったが、培養技術が進歩したといっても、ヒトの神経細胞やES細胞を治療に用いるためのハードルは高かった。

本望は1985年に帰国し、母校の札幌医大に戻って研究を続けた。何とか治療につなげたいと、ラットだけでなくヒトのさまざまな細胞で実験を繰り返した。

自分の骨髄幹細胞で脳梗塞を治す

最終的に候補として残ったのが、骨髄由来の幹細胞だった。1990年代半ばには、ラットの脊髄損傷と脳梗塞のモデルで神経の再生に成功。さらに、骨髄細胞の中から、神経再生に最も適した幹細胞を選ぶために分画を試みた結果、たどり着いたのが間葉系幹細胞だった。

並行して投与法についての研究も進め、脳に直接局所投与する量の100倍であれば、静脈内への投与でも十分だという感触を得る。こうして、脳梗塞で運動機能が麻痺したマウスのモデルに、間葉系幹細胞を注射投与してみると、2週間後には走り回れるほどに回復した。

これらの結果から、患者自身から採取した骨髄幹細胞を培養して増やし、それを静脈投与すれば、脳梗塞の治療になりうるのではないかと考えられた。倫理的な問題は少なく、拒絶反応や感染症の問題もクリアできる。ラットの脳梗塞モデルで実験を重ねた末、学内の倫理委員会に諮り、ようやくヒトでの臨床研究に漕ぎつけたのが、２００７年1月のことだった。

治療は、脳梗塞急性期の一般的な治療が終了し、発症から2～3週間以内の患者を対象とし、以下のような手順で行われる。まず、局所麻酔した患者の腸骨から骨髄液を数10 mℓ採取する。無菌状態を保った細胞培養センター（ＣＰＣ）において、この骨髄液に含まれる間葉系幹細胞を単離し、2～3週間かけて目標の細胞数（約1×10^8個）になるまで培養する。その後いったん細胞を凍結させ、安全性と品質のチェックをパスしたもののみを解凍。通常の点滴と同じように、静脈内に30分～1時間かけてゆっくり投与する。外科手術は不要で、安全性も高い。その後、血液検査やＸ線、ＭＲＩ等の画像診断や臨床症状から効果を評価する。

実際には、40～70歳代の男女の脳梗塞患者12例の治療が実施された。いずれの患者も、急性期の通常の治療を終えた後、脳に損傷が残り、運動麻痺や失語症などの後遺症があった。

治療後、数人の患者においては著しい改善がみられた。たとえば、ある男性患者の場合、脳梗塞発症後1カ月半が経過し、右の内頸動脈は完全に狭まって右脳半球の血流量が落ちていた。わずかに肩を動かせる程度で、肘から先はまったく動かせず、リハビリテーションを受けていた。先の手順に則って幹細胞を投与したところ、その数時間後のＭＲＩで、わずかだが梗塞の範囲が縮小したことが確認された。翌朝には指を動かすことができるようになり、1週間後には10～20％の血流量増加が認められた。2週間が経つ頃には、かなりの運動ができるようになり、やがて職場復帰を果たした。個人差があるが、これ以上に劇的な回復をみせた患者もいた。12例はいずれも時間経過とともに回復し、副作用は現在まで報告されていない。治療後には、ＭＲＩ画像の所見や神経症状スコアも改善していた。

治療のメカニズムについて、本望は以下のように推測している。間葉系幹細胞は移植された直後から、神経栄養因子など種々のサイトカインを産生して放出するが、これらは液性因子で、脳梗塞の病巣に到達して直接作用を始める。次に、脳梗塞発症の3日から1週間後には、脳血流が回復しはじめ、弱った神経細胞に酸素と栄養を供給する道筋がつけられる。さらに、1週間後からは明らかな神経再生がおこり、少なくとも数カ月間にわたって続く。

幹細胞が脳を保護する？

幹細胞による治療は、脳梗塞のように範囲が限られる脳虚血（脳の血液が不足する状態）以外に、神経変性疾患など、脳神経の損傷を伴う他の疾患に適用できる可能性も高い。また、ラットの実験では、脳全体にわたる虚血に対しても効果が認められている。

本望が到達した幹細胞による治療は、脳や脊髄に血液が供給されなくなった状態において強力な〝脳保護薬〟となる可能性がある。脳梗塞については、「発症後4時間半の壁」を破る望みがあるだけでなく、発症から数カ月経過した段階でも治療の可能性が開けたのだ。t－PAと並行してこの幹細胞移植をすれば、幹細胞の強力な脳保護作用によって、血栓が溶解して脳血流が再開されるまでにおこる脳損傷が軽減される可能性も高いという。

２０１３年3月からは、実用化を目指して、国と相談の上、薬事法に基づいた医師主導治験がスタートした。ここで安全性と効果が検証されれば、自分の骨髄から〝薬〟(生物学的製剤)をつくって自分自身を治すという、新しいコンセプトのオーダーメイド医療が実現する。

肝臓——硬くなった線維を溶かす

臓器に障害があるときには、骨髄幹細胞は血流に乗って体中の臓器に行き、各臓器の修復に関与すると考えられている。

骨髄幹細胞を投与して肝臓の細胞を再生させようという治療法のパイオニアが、山口大学消化管内科の坂井田功である。「肝臓という多機能で複雑なエンジンを新しくつくり取替えるのは難しいが、さびている部分をきれいにしてもう1回使えるようにできればいい。今困っている患者を助ける近道はそれしかない」と、臨床医ならではの決意を語る。

線維化が進むともとには戻らない

日本には、B型、C型など慢性のウイルス性肝炎の患者が約350万人いるといわれる。ウイルスにより慢性的に炎症や再生が繰り返されると、障害された肝組織は完全には再生されず、硬い線維組織で置き換わり、肝硬変へと進展していく。肝組織は徐々に死滅し、線維化するとかつてのしなやかさを取り戻すことはない。肝硬変の患者は30万人を超え、年間3万人が肝がんへ移行。毎年、肝硬変の悪化や肝がんで4万人ほどが命を落としている。

1980年代には、ウイルス肝炎の根本治療の切り札として、インターフェロン（生体防御機能に関連するタンパク物質でウイルスを死滅させる作用がある）の製剤が登場。薬害肝炎訴訟の和解に伴う患者支援策として、2008年度から治療費の助成が開始されている。

ただ、こうした救済策にもかかわらず、インターフェロンは、ウイルスの遺伝子型によっては効きにくいタイプがある上、激しい副作用のために治療を継続できない人もおり、肝炎患者に対する奏効率は半分程度にとどまる。さらに、進行し、残った肝細胞で障害を受けた機能を代償することができない非代償性肝硬変や肝がんには、インターフェロンの使用は承認されていない。重症の非代償性肝硬変には、もはや肝移植しか道がない。

肝移植の成功率は高く、2010年1月には臓器移植法が改正されて家族の同意でも臓器提供ができるようになった。しかし、日本では慢性的に脳死ドナーが不足している。また、ほとんどは家族からの生体肝移植で、健全な体にメスを入れるため、提供者の負担は大きく、拒絶反応もある。医療経済上の問題もあり、30万人に移植を適用するのは不可能だ。

肝臓に達していた骨髄細胞

坂井田の父は薬剤師だったが、C型肝炎から肝硬変を発症して亡くなっている。それがきっかけとは言い切れないが、坂井田は医師になって、肝臓、とりわけ肝硬変を専門に据えた。来る日も来る日も肝硬変患者と向き合う傍ら、線維化を抑制する薬剤やインターフェロンの効果を促進する薬剤の開発を進めていたが、副作用が強く、実用化は頓挫していた。最大の内臓臓器であり、解毒、薬物やアルコールの分解、タンパク質の合成など、何百もの機能をもつ肝臓を新しくつくり出し、人に移植することは、現状ではすぐには達成できない。

２０００年のある日のこと、坂井田は『ヘパトロジー』誌に掲載されていた論文に目を留めた。男性から提供された骨髄の移植を受けた女性の白血病患者が亡くなった後、病理解剖で、その肝組織の細胞にY染色体が発見されたという内容だった。女性には存在しないY染色体は、骨髄由来の細胞が流れていって、肝細胞へと分化していることを示すものだ。

坂井田は、自己骨髄細胞を用いた肝臓の再生療法の可能性をみてとった。究極的には臓器移植に代わるような治療を目指すとしても、現状では、骨髄細胞により線維化を改善させ、ドナーが見つかるまでの時間稼ぎをすることこそが、治療に求められる方向性だった。

肝硬変マウスでの実験に成功

坂井田らは、四塩化炭素の投与により重い肝硬変のモデルマウスをつくり、その尾の静脈内に、同種同系のマウスの大腿骨から採取した骨髄細胞(単核球分画)を投与した。すると、四塩化炭素を投与し続けているにもかかわらず、肝臓で合成される血中アルブミンの量が増加し、生存率の上昇が認められた。解剖して肝臓を調べると、投与した骨髄細胞が、線維を溶解する酵素などを産生していた。見た目にも、いったん線維化した部分が溶けて改善しているのは明らかだった。

後戻りできないとされた肝臓の再生がおこっていた。坂井田は一瞬その目を疑ったが、次の瞬間、時間を遅らせるだけにしても、治療の可能性が広げられることを確信した。移植した細胞が、障害部位に特異的に定着していることもわかった。これはいわば偶然だったが、治療には好都合だった。2002年に達成されたこの成果は、『ヘパトロジー』誌2004年12月号の表紙を飾った(I. Sakaida et al.: *Hepatology*, **40**, 1304(2004))。

ヒトでの臨床研究がスタート

肝臓が再生するのは、投与した骨髄幹細胞そのものが肝細胞へ分化転換するか、骨髄由来細胞と既存の肝細胞が融合して肝細胞になるためだと示唆されている。しかし、実際にはこのようなことがおこるのは稀で、肝臓に到達した骨髄幹細胞が、肝臓組織の線維溶解や幹細胞を刺激するなどして、正常な肝細胞を増加させたのではないかと、坂井田は考えている。

坂井田は、イヌなどの大動物による試験で安全性を確認した後、ヒトでの臨床研究の計画を立てた。治療は、自己骨髄細胞を用いた肝臓再生療法(Autologous Bone Marrow Cell Infusion Therapy, ABM・i療法)と名づけられ、2003年11月から、破壊された肝細胞が多い非代償性肝硬変患者を対象に、世界で初めての臨床研究が開始された。

骨髄を採取するプロセスは、骨髄移植のドナーの場合と同様だ。全身麻酔をして、1時間程度で腸骨から400mℓの骨髄液を採取。次に、骨髄液から骨のかけらや脂肪などを取り除き、単核球分画の細胞だけを回収する。その純化された骨髄細胞を、手などの末梢静脈から、点滴によって患者に投与。全体の治療は半日ほどで終了する。細胞投与後は6カ月間経過観察を行い、血液検査、腹部の超音波やCT検査などにより安全性と有効性を評価する。

2年近く時間稼ぎ、完治も

2011年までに、30~60歳代の19例の治療が実施された。B型肝炎、C型肝炎、両者の合併が含まれる。このうち15例で、肝機能の回復など、何らかの改善効果がみられた。

ヒトの実際の組織は容易に採取することはできず、肝機能を表す指標に頼らざるをえないが、経過はおおむね良好で、約7割の患者で血中アルブミン濃度が上昇し、腹水が消失するなどの効果が確認された。肝硬変の重症度のスコアも、大半の患者で有意に低下した。同意が得られた数人については、小さな肝組織を採取し、肝臓が再生しているのを確認している。アルブミン値は変わらなくても、腎機能が改善した人もいる。肝硬変による全身倦怠感やこむら返りの症状が消えた人もいる。治療前より悪くなったという人は1人もいない。

ＡＢＭ*i*療法にはウイルスを除去する効果はないので、炎症が続くと再度線維化がおこる。しかし、2年間の時間が稼げたことで、家族とあらためてよく話し合い、臓器提供を受けた人もいる。治療効果には限界があり、1年続くか2年続くかもわからないが、それでも、その時間は決してムダにならない。数は少ないが、インターフェロン治療ができるくらいまで体力が改善し、インターフェロンでウイルスを完全に排除できた人もいる。

同院では、保険外の治療だが入院費などの一部に保険がきく先進医療を申請し、2013年6月にC型肝炎で承認された。今後、月1例ずつぐらいの症例を手がけたいという。

iPS細胞からの挑戦

iPS細胞から、肝臓をつくり出そうという試みも始まっている。

2013年、横浜市立大学の谷口英樹らは、肝臓の原基の作製に成功している。ヒトのiPS細胞を培養して、肝臓前駆細胞を誘導。これに、血管をつくり出す血管内皮細胞と細胞同士をつなぐ間葉系幹細胞を混合して48時間ほど培養し、立体構造をもつ〝肝臓の種〟（原基)をつくり出した。これをマウスに移植すると、48時間程度でヒトの血管網ができて血流も生じ、タンパク質の合成や薬物代謝など、ヒトの肝臓と同じ機能を発揮できることが確認された。また、肝不全にしたマウスへの移植では、生存率の向上もみられた。

将来的に、こうした〝種〟を均質かつ大量につくることができれば、それらを肝臓の血管から注入することで、肝臓の再生を図ることができるのではないかと期待される。

腎臓――透析のない世界へ

東京慈恵会医科大学腎臓・高血圧内科の横尾隆は、異種の動物の体内で腎臓を丸ごと再生しようと挑んでいる。夢は「この世から透析をなくすこと」だ。

日本では、慢性腎不全の患者が急増している。機能しなくなった腎臓の代わりに血液濾過を行うために人工透析を受けている人は２０１２年には30万人を超え、年に約1万人というペースで増え続けている。透析にかかる医療費だけで年間1兆３０００億円を超える。さらに、人工透析患者は身体障害者となり、社会保障費が支給されている。透析で命をつないでいるとはいえ、患者の生活の質は著しく低く、次第に骨や心臓が衰える。腎臓移植はドナー不足から年間１０００件がやっとで、透析の代替にはなりえていない。

再生医療に期待がかかるが、内臓の中でも腎臓の再生は、肺と並びひときわ難易度が高い。たとえば、心筋であれば収縮する機能をもたせられればよく、膵臓であればインスリンを分泌するβ細胞ができればよいが、腎臓は血液を濾過し、尿を生成できなくてはならない。

プログラムを借りる

医学生時代の病院実習で、横尾は1人の腎不全の小学生の少女に出会った。腹部にカテーテルを挿入して血液を浄化する腹膜透析が頼みの綱だったが、やがて全身状態が悪化し、短い生涯を閉じる。この経験が、1991年に医学部を卒業後、腎臓内科の道を選択させた。

横尾は、発生の過程で腎臓がつくられるプログラムをそのまま借りて〝クローン腎臓〟を作製できないかと考え、1998年からラットで研究を進めた。

横尾が編み出した再生の仕組みは、異種の生物を使った〝借り腹〟とでもよぶべき発想に立つ。成長中の胎児の中には時間的にも空間的にも「腎臓になれ」というシグナルをキャッチできる環境があり、異種の幹細胞であっても、そこで腎臓に分化させることができる可能性がある。胎児の腎臓が形成され始める直前、腎臓ができるはずの部位に、分化能の高い幹細胞を注入すれば、周囲の細胞が集まってそこに〝腎臓の種〟(腎臓原基)が出てくるはずだ。

完全な再生か、部分的な再生か

横尾は自治医科大学の小林英司らと共同で、2つの方法を進めている。

まず、ホストの骨髄から採取した間葉系の幹細胞を、ラットの胎児に組み込む。できあがった腎臓の種を血管が生えてくる直前に取り出し、元のホストに戻すと、そこにどんどん血管が入り込んできて、尿生成を含むすべての腎機能をもつ完全な腎臓がつくり出せる可能性がある。すでにこの方法により2004年、尿を生成する腎臓の作製に漕ぎつけている。

もう1つ、別のプロジェクトも試行中だ。腎臓は前腎、中腎、後腎の3段階を経て形成されるが、前腎と中腎は退化し、成体においては後腎のみが機能する。そこで、借り腹の中で後腎ができあがったところで幹細胞を注入し、育ってきた最中に移植しようというものだ。赤血球を増やすホルモンの産生、血圧を調節する酵素の分泌など、ほとんどの腎機能の再現が期待されるが、腎臓作製についてのすべてのシグナルが与えられていないので、尿は生成できない可能性があった。

腎臓を丸ごと再生

2012年、横尾らは、マウスの胎児から採取した〝腎臓の種〟をラットに移植して、丸ごと腎臓を再生させる実験に成功した。

まず、特定の薬を投与すると細胞が自ら死滅する遺伝子改変マウスを作製。そのマウスの胎児ででき始めたばかりの腎臓を取り出して、ラットの体内に移植し、免疫抑制薬を投与した。移植10日目には、マウスの腎臓にラットの血管が入り込んで成長を始め、ラットの遺伝情報をもつホルモンを分泌していた。その後、マウス由来の細胞を死滅させる薬を投与すると、ラットの細胞だけからなる腎臓になった。腎臓として機能させるためには、膀胱とつなぐ尿管を開発しなくてはならないが、それでも大きな前進だ。ヒトでも、細胞が自ら死滅する仕組みを用いれば、異種の細胞の存在は1カ月程度に抑えられるとみられている。

近年、iPS細胞から腎臓を誘導しようという試みもなされており、2012年、京都大学iPS細胞研究所の長船健二らは、ヒトiPS細胞を腎臓のもととなる中胚葉の細胞に分化させ、そこから糸球体や尿細管などのさまざまな腎臓の細胞をつくることに成功している。

しかし、細胞や組織ができても、糸球体や尿細管などで立体的な構造をつくり、尿をつくる機能までを再編するのには、まだまだ長い道のりがある。安全性の問題もあり、横尾は、今のところ、骨髄から採取した幹細胞を用いるほうが確実だと考えている。

臨床と基礎研究を両立させるのは容易なことではない。それでも横尾は、患者の痛みを自分の痛みとして、自らを鼓舞する。「つらくても、一番よい状態で治療が受けられるまで、耐えてほしい」と、透析患者を励まし続ける。

膵臓(膵島)——インスリンフリーをめざして

膵臓のランゲルハンス島(膵島)のβ細胞から分泌されるインスリンは、生体内で血糖を低下させることができる唯一のホルモンである。糖尿病は、このインスリンが産生できなくなる、あるいはインスリンに対する感受性が鈍いことによって血糖値を低下させられなくなる疾患であり、β細胞がその治療のカギとなる。

インスリン分泌能が低い日本人

日本人の糖尿病患者は900万人に迫るとされ、なお増加傾向にある。糖尿病患者のうち、自己免疫によってβ細胞が特異的にダメージを受けてインスリンを産生できなくなる1型は、日本人では全体の1割に満たない。大半は2型糖尿病で、インスリンは産生されているのに効果が薄いという、インスリン抵抗性を示すタイプである。

欧米には肥満型でインスリン抵抗性を示す人が多いが、アジア人は元来、β細胞がインスリンを分泌する能力が欧米人の約半分しかなく、痩せていても糖尿病を発症する。

かつて糖尿病は不治の病とされていたが、1921年にフレデリク・バンティング(Frederick G. Banting)らによってインスリンが発見されると、その予後は大幅に改善した(1923年にノーベル生理学・医学賞受賞)。1980年代に入り、遺伝子工学でヒトのインスリンの合成も容易になり、速効型や持続型などさまざまなタイプのインスリン製剤が登場した。しかし、インスリンを外部から投与する治療では、時々刻々と変動する血糖値を完全にコントロールすることはできず、膵島の再生に期待が寄せられている。

膵島移植の効率性を向上させたい

膵島の再生医療として実用化されているのが膵島移植で、2000年にカナダ・アルバータ大学で開発された手順が確立している。膵臓から分離した膵島の細胞を点滴によって注入して肝臓の門脈中に移植する方法で、膵臓を丸ごと移植するのに比べて体への負担は格段に少ない。特別な保存液を用いると、脳死臓器だけではなく、心停止後に摘出した膵臓でも移植に耐える質が維持できるようになり、成功率も高まった。日本では2004年に京都大学で第1例目が行われた後、2010年から先進医療として京大などで実施されている。

膵島移植を受けた患者には、長期にわたってインスリン投与をせずに済んでいる人もいる。また、根本治療には至らないまでも、ある程度インスリンを補いながら、良好な血糖コントロールができている人も多い。ただ、最大の問題点は、移植時の拒絶反応により膵島が破壊されてしまうことで、十分な効果を得るには、2回、3回と移植を繰り返す必要がある。効率的な膵島移植には、1人のドナーからできるだけ多く膵島を回収し、さらに移植後の定着率を向上させることが、成否のカギとなる。

外分泌細胞から前駆細胞にリセット

神戸大学大学院医学研究科の清野進は、β細胞を再生し機能を改善することで、血糖値を正常化するためのアプローチを続けている。

清野は、膵液を分泌する膵臓の外分泌細胞に注目した。β細胞を含む膵島は直径100〜200㎛ほどで、膵臓内に約100万個ある。移植にあたって膵臓組織から膵島を分離すると、外分泌細胞である腺房細胞と導管細胞が残るが、現状はそのほとんどが廃棄されている。しかし、膵臓組織内でβ細胞が維持されるのは、絶えずその増殖が繰り返されているためで、そこにはもともと、膵臓の前駆細胞が含まれているはずだ。であれば、外分泌細胞をβ細胞へと分化転換し、増殖させられる可能性があるのではないか。

清野らは2005年、マウスの膵臓の膵島を除いた外分泌細胞を低血清下で上皮成長因子を添加して浮遊培養した結果、インスリン分泌細胞へと分化させることに成功した。β細胞の再生も確認し、前駆細胞の候補も突き止めた。

2008年、ハーバード大学のダグラス・メルトン(Douglas A. Melton)が、マウスの膵臓に3つの遺伝子を注入して、β細胞を効率よく産生させることに成功した。分化した外分泌細胞がいったん初期化され、β細胞の前駆細胞へ変化して再分化していることは間違いなかった。清野らは、ヒトの外分泌細胞においてもβ細胞への分化を確認したが、そこでは、マウスと同じように転写因子や機能分子が誘導されていた。

しかし、このようにして作製されたβ細胞は分化が不完全で、分泌されるインスリンの量は、正常なβ細胞の数十分の1にしかならなかった。β細胞に完全に分化させられないか、あるいはもっと試験管内で増殖させられないか。最初のマウスでの成果から7年あまりかけ、培養の方法も変えて徐々に改善がなされているが、まだ十分とはいえない。

ヒトiPS細胞由来の膵島で、マウスの血糖値が低下

そんな中、iPS細胞から膵島の細胞を誘導する試みが、国内外で積極的に進められている。世界をリードしているのはメルトンで、山中伸弥とノーベル生理学・医学賞を同時受賞したジョン・ガードン(John E. Gurdon)の弟子でもある。メルトンらは2009年、1型糖尿病の患者の皮膚からiPS細胞をつくり、β細胞に分化させることに成功している。

さらに2012年、メルトンらは、β細胞を増加させ、インスリンの分泌を増やす新たなホルモンを発見したと、『セル』誌で発表した。「ベータトロフィン」と名づけられたこのホルモンを、糖尿病のマウスに与えると、膵臓のβ細胞が最大で30倍に増え、血糖値が改善したという。ヒトにおける治療薬の開発に期待がかかる。

一方、国内では、東京大学医科学研究所の中内啓光らが2010年、iPS細胞を用いて、マウスの体内でラットの膵臓を作製することに成功している。膵臓ができないよう遺伝子操作したマウスの受精卵にラットのiPS細胞を入れると、生まれたマウスの体内にはラットの膵臓ができていた。この膵臓はマウスの生体内で正常に機能し、インスリンを分泌する。

また、東京大学分子細胞生物学研究所の宮島篤らは2011年、マウス胎児のiPS細胞

から、マウス生体内で機能する膵島をつくることに成功。さらに、ヒトiPS細胞由来の膵島で、マウスの血糖値を低下させる成果も得られている。ただ、ヒトでの実用化に向けては、膵島を大量につくるシステムの開発、移植の安全性の検証、培養技術の開発・改良、さらには膵島に分化しなかった細胞を取り除く方法の確立など、乗り越えるべき課題は多い。

日本ではとりわけ2型糖尿病患者の増加が著しく、インスリン使用者も増え続けている。インスリンフリーという目標に向けて、挑戦が続けられている。

肺——幹細胞をつきとめる

「肺は再生しない臓器である」という定説の中、東北大学大学院医学系研究科の久保裕司は、その再生に挑戦しており、ヒトの肺からの幹細胞の分離に漕ぎつけた。

複雑すぎて再生できない

ヒトの肺は、あらゆる臓器の中でもとりわけ複雑な構造をもつ(図7)。心臓であれば、大まかに心筋細胞と血管、神経から構成されるが、肺は、空気に接する部分があれば血液に接する部分もあり、細胞の種類も数も他の臓器に比べて格段に多い。気管からは気管支が何回も分枝を繰り返して膨大な数の微細な肺胞へと向かい、肺の最も重要な機能であるガス交換の面

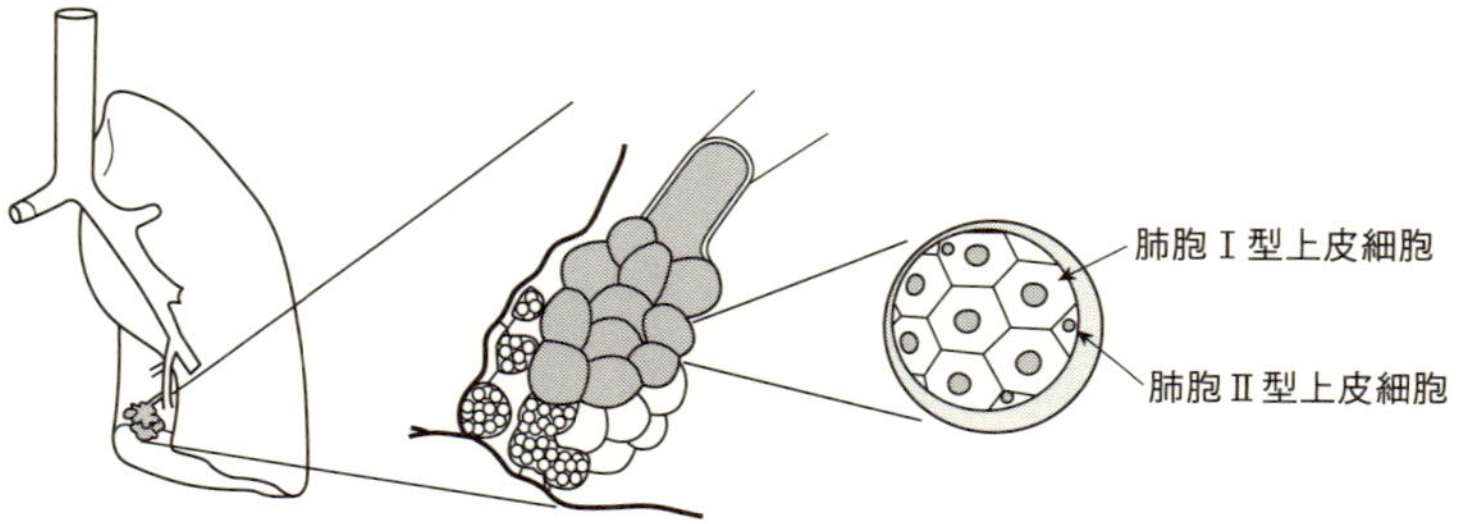

図7　肺の構造．久保裕司：アンチエイジング医学(日本抗加齢医学会雑誌)，8, 555(2012)を参考に作図．

積が確保されている。この複雑さは、再生の足かせになる。

肺は再生能力も低い。肝臓であれば、小さめの肝臓を移植しても、短期間で、提供を受けた人の体格に合った大きさに成長し、肝がんで肝臓の一部を切り取っても、やがて元の大きさに回復する。一方、肺がんで肺葉を切除すると、その失われた大きさに応じて肺機能は低下する。世界保健機関(ＷＨＯ)が２０２０年には世界の死因の第3位になると予測する慢性閉塞性肺疾患(ＣＯＰＤ)では、肺胞が不可逆的に破壊されてしまうが、今のところ根本的な治療法はない。臓器移植はドナー不足で順調とはいえず、肺の再生医療が待望されている。

細胞増殖因子の限界

光が差し始めたのは１９９７年。米国ジョージタウン大学の研究者らが、ラットの肺気腫モデルにレチノイン酸(活性型ビタミンA代謝物)を投与したところ、破壊の進展が抑制され、肺胞がほぼ完全に再生されたと報告した。肺の発生段階においてはレチノイン酸が多く蓄積されている。それが修復にも関与しているのならば、再生も夢ではないとみられた。

その後、レチノイン酸を用いた肺の再生については多数の論文が出された。その3分の2が効果を示唆するが、3分の1は否定的なものだ。しかも、成功した実験の対象はマウスやラット、ウサギという小動物であり、イヌなどの大型動物による実験では効果が出ていない。久保は、「実験に使うマウスやラットは、まだ成長過程にある。再成長する力をもった肺だから、再生できたのではないか」とみる。米国ではレチノイン酸について臨床試験が行われたが、生活の質は向上しても、実際に肺が再生したとの所見は認められなかった。

肺幹細胞の分離に成功

ヒトの肺組織は、肺炎や急性呼吸窮迫症候群などによってダメージを受けても、そこから修復する。肺胞、気道上皮、血管内皮細胞が障害を受け、アポトーシスなどの細胞死に陥っても、これらは新たな細胞によって置き換わり、肺の恒常性が保たれるのだ。

肺は消化器系と同じく、内胚葉から分化した器官だ。しかし、起源が同じ腸の上皮細胞が数日で置き換わるのに対し、肺の気道では100日もかかる。肺がん、肺線維症、COPDなどの難治性肺疾患では、こうした修復機能の異常がその発症に関与している可能性もある。

いずれにせよ、肺組織の修復には新しい細胞が供給されていることは明らかだ。久保らは

2007年から、ヒトにおいて肺の幹細胞を見つけ出すことに挑んだ。同意が得られた患者について、切除した肺組織から健常な部分を抽出し、細胞分離を繰り返した。肺組織幹細胞固有のマーカーが見つかっていないため、一般に報告されている幹細胞マーカーを用いて肺組織中の探索を開始したものの、目的とする幹細胞は発見できず、作戦を変更。幹細胞であれば細胞塊(コロニー)を形成するはずだと、さまざまな培養条件の下でコロニーの有無を検証した結果、ついに上皮細胞に分化可能な幹細胞を探し当てた。

この細胞は、iPS細胞や間葉系幹細胞のように多分化能はもたないが、上皮細胞のほか、骨細胞や脂肪細胞にも分化できることが確認された。障害を受けた肺が修復される過程で、増加が認められている。その一方で、肺がんや線維症などの疾患に伴っても増える。

移植へのメドは立っていないが、これを薬剤のスクリーニング(有効な候補物質の選別)に用いる道が考えられる。たとえば、この幹細胞の機能を高める薬剤があれば、肺気腫患者の進行を抑えられるかもしれない。がんや、肺の異常な修復である線維化にかかわる細胞であれば、それを抑制する薬が新たな治療薬の候補になると期待される。久保らは、創薬の研究をさっそく開始している。

血管――〈詰まり〉をとるより、新たにつくる

日本人の三大死因のうち、心疾患と脳血管疾患は、その多くが動脈硬化を背景としており、いずれも増加傾向にある。

「血管の詰まった個所を開通させても、また動脈硬化が生じてくる。それならば、新しい血管をつくったほうがよい」。東海大学医学部教授で、(公財)先端医療振興財団先端医療センター血管再生研究グループの技術顧問も務める浅原孝之は、血管再生治療の戦略を語る。

造血幹細胞で血管を修復

浅原は1984年に東京医科大学を卒業し、母校の第2内科(循環器内科)の助手として臨床中心の生活を送るうち、本格的な研究を志向して渡米した。

当時の米国ではすでに、分子生物学を応用した治療法に目が向けられていた。浅原は、詰まった血管に血管新生因子の候補となるような遺伝子を入れて再生させる遺伝子治療について動物実験を深めていくうち、未分化な細胞に出会う。遺伝子を導入した場所には、血液をつくるもとになる細胞が多数集まっていた。

血液と血管は、いずれも中胚葉由来の共通の幹細胞を起源とする。浅原は、これらの細胞の一部は血管に分化していくはずだと考え、遺伝子治療の傍らで検証を続けた。そして、確かにそれが血管になる前の幹細胞、血管内皮前駆細胞であることを突き止めた。

浅原は、未分化の骨髄由来細胞あるいは血液細胞を培養する実験を動物とヒトで重ねた。

ヒト細胞については毎週、仲間や自らの血液をサンプルとして採血を繰り返したため、鉄欠乏性貧血と闘わなくてはならなかった。その甲斐あって、CD34抗原に対して陽性の反応を示す造血幹細胞の移植こそが、血管再生において最も治療効果が高いと突き止めた（T. Asahara et al.: *Science*, **275**, 964 (1997)）。

浅原は滞米中、心臓と足の虚血性疾患（血液が行き渡らずにおこる疾患）に対する血管再生の動物実験で好成績を収め、骨髄から末梢血へと送り込まれた幹細胞が、虚血をきたした組織に生着して新規血管を形成していることを明らかにしていた。また、ヒトにおいても、幹細胞を採取する手法の開発に漕ぎつけていた。

まずは足から

浅原は２００２年に帰国。もともとの専門である心臓の虚血性疾患の治療を手がけたいとの希望もあったが、なるべく安全な道を選択し、まずは足の治療に着手。２００３年から、先端医療センター病院で、慢性重症下肢虚血患者に対する臨床研究が開始された。

対象となる疾患は2つあり、1つは、糖尿病を含め、重度の動脈硬化によって足の末梢血管の狭窄や閉塞などがおこる閉塞性動脈硬化症（ＡＳＯ）である。大きな血管の閉塞であればバイパスなどをつくる治療もあるが、微小血管は内皮が壊れてしまえば循環障害から壊死に至る。そしてもう1つは、難病に指定されているバージャー病（閉塞性血栓血管炎）で、本来生体を守るはずの免疫機構が自分自身を攻撃する自己免疫反応がおこり、血管炎を生じる。

治療は、以下の手順で行われる。まず、幹細胞を効率よく採取するため、患者に顆粒球コロニー刺激因子製剤を5日間連続して皮下注射する。細胞の量がピークを迎えた頃を見計らって血液を体外循環の血液成分分離装置にかけ、白血球だけを回収する。

さらに、CD34抗原陽性細胞だけを選び出すため、これを磁気細胞分離装置にかける。おおむねこれで移植に必要な数の細胞を得ることができるので、これを腰椎麻酔した患者の足の40カ所に1mℓずつ、筋肉注射によって移植していく。格子のついた透明なシールを足に貼り、虚血のある部分になるべく正確に狙いを定めて注入する。

初期に対象となった患者は、ほとんどがバージャー病だった。治療後2～3週間たつと、患者から「とても楽になった」という声が聞かれた。下肢虚血患者は、潰瘍や壊疽などの進行に伴って歩行困難や足の痛みを抱えている。それが軽減するのは、血管が再生されたためというより、幹細胞がもとからある血管を開くことによって症状が緩和されたためだとみられている。新たに血管ができ始めるのは1カ月後頃からで、その後数カ月は再生が持続する。

計23例に実施して良好な結果を得ており、今のところ再発は認められていない。ただし、バージャー病が克服されたわけではなく、糖尿病など動脈硬化をもたらすような病態自体が改善されなければ、再生した血管が再度障害される可能性は残る。

ASOとバージャー病に対して、末梢血幹細胞や単核球を筋肉注射で移植する血管再生治療は、すでに国内でもいくつかの医療機関が、先進医療として実施している。しかし、浅原らの治療は、磁気細胞分離装置によってCD34陽性細胞だけを純化するプロセスを挟むことでさらにステップアップした治療であり、幅広い普及のために保険適用を目指している。

臨床研究の良好な成果を受け、先端医療センターでは、CD34陽性細胞を細胞医薬品と位置づけて、その製造承認を目指した臨床試験(治験)を2013年末から予定している。全国の参加施設から患者の末梢血細胞を同センターへ搬送し、細胞培養センター(CPC)において分離・製造した上で、各施設で治療を実施することになる。

骨と軟骨——歩ける膝をとりもどす

世界に類をみない超高齢化の進展で、日本では高齢者特有の運動器の疾患をもつ患者が急増している。膝の軟骨に変形や変性が生じ、やがて骨が変形する変形性膝関節症の患者は2500万人いるとも報告されている。

骨——組み合わせがブレークスルーに

変形性の膝関節症や股関節症などが進行して、関節が重度に変形すると、痛みで日常生活に支障をきたす。変形した関節を人工関節で置換する手術の適用となる人は、高齢者を中心に年間2万人に達する。人工関節は、金属に代わり、単結晶のサファイヤと同じ化学構造をもつ多結晶のアルミナも用いられるようになった。アルミナは耐摩耗性に優れるが、自然骨との結合の面ではやや劣る。骨の病気である骨腫瘍は若年者にもみられ、腫瘍部を切除した後は、かつては患者の健常部の骨を移植していたが、最近は人工骨としてリン酸カルシウム系セラミックスが使用されるようになっている。

骨の再生能力の十分に高い患者の場合、人工骨や人工関節を入れると、その周囲は新たにつくられた自己の骨で覆われる。しかし、一部の人では結合が不十分で、置換後、時間経過とともに緩みを生じることがある。そこで、骨を再生する技術が待望されていた。

(独)産業技術総合研究所(産総研)健康工学研究部門の大串始は、骨髄細胞にある間葉系幹細胞に着目していた。奈良県立医科大学にいた1990年代後半、ヒト骨髄細胞の間葉系幹細胞を培養して増殖させ、世界で初めてこの培養幹細胞が生体内で骨を形成することを報告。さらにその幹細胞から、生体外の培養で骨(培養骨)を新生する技術を開発した。

2001年、通商産業省(当時)が産総研を発足させ、再生医療を臨床応用するための拠点を設置すると、そちらへ移籍。組織工学によって、すでに実績のある人工骨と、幹細胞からつくり出した培養骨とを組み合わせた複合材料を開発した。

この複合材料は、以下のようにして作製される。まず、患者に局所麻酔をして、注射器で10〜20mℓほどの骨髄液を採取する。培養・増殖は2段階で行われ、初期培養では、骨髄細胞にわずか0・01〜0・1%しか含まれていない間葉系幹細胞を単純に増殖させる。ある程度までで増殖が限界に達したところで、骨分化誘導因子を加えて培養する。

この培養を人工骨材料の上で行うと、細胞を播種して2週間がたつ頃には、人工骨材料の上にうっすらと膜状の骨が誘導されてくる。その厚みはせいぜい0・1㎜だが、構造的にはカルシウムやリンを基質とする骨であり、新たな骨を再生できる骨芽細胞も含まれている。

この生体外でつくられた骨と人工骨の複合体が、再生培養骨といわれる新たな材料だ。これを患者に移植すると、新しい骨が誘導されるとともにもとからある骨も修復されてきて、異物である人工骨の周りが自分の組織で覆われ、生体内での親和性が高くなり、強度も増す。

すでにヒトでの臨床研究も開始され、変形性膝関節症や骨腫瘍などを含めて100例近い治療実績がある。長期経過観察中、副作用が発生することもなく、課題であった緩みも生じず、いずれも良好な経過をたどっている。80歳代の患者でも、移植後に骨再生がおこっていた。

骨再生といえば、培養で大きな骨を丸ごと作製するイメージがある。大串は、「不可能ではないが、血管まで再生できなければ、移植後に壊死をおこし、結局は意味がない。人工骨と再生骨の組み合わせがブレークスルーになった」と振り返る。今後、広く一般的な治療にするためには、治験が必要になってくるため、企業との連携が模索されている。

軟骨――幹細胞を増やして注入

膝の大腿骨（太ももの骨）と脛骨（すねの骨）の先端には、軟骨がある。関節の表面を覆う〝緩衝剤〟となっているが、加齢とともに、その合成の速度以上に分解が加速される。加えて、筋力低下、体重増加などの悪条件が重なると軟骨の摩耗が進み、並行して、隣接する半月板（膝関節の内側と外側に1つずつある三日月型の軟骨組織）もすり減ってくる。

軟骨は、骨と違って血管が通っていないため、ほとんど自然には元には戻らない。人工関節の耐久年数は約20年であり、置換手術は若い人には勧められない。また、患者から軟骨細胞を採取して、体外で増殖させて欠損部分に縫いつけるという治療法もあるが、増殖には限界があり、関節を切開する手術は患者の負担が大きい。

東京医科歯科大学整形外科の関矢一郎が、軟骨の再生医療のヒントを得たのが、１９９９年の『サイエンス』誌に載ったマーク・ピッテンジャーの論文である。骨髄由来の間葉系幹細胞が軟骨にも分化させられることが示唆されていた。２０００年、米国チュレイン大学に留学すると、論文の記述通りに再現を試みたが、骨髄の幹細胞から軟骨に分化誘導させるのは容易ではなく、ドナーによる誘導効率の差も大きかった。

２００2年に帰国後は、骨髄以外の幹細胞で軟骨に分化できそうなものを探した。整形外科で膝の手術をした後、不要となった膝の組織片を実験用に入手できた。分析を重ねた末、関矢は、膝の滑膜の幹細胞から、より多く安定的に軟骨細胞を誘導できることを突き止める。滑膜は、関節の内側を裏打ちしている膜だ。靭帯や軟骨、半月板が損傷しても、ある程度修復されるのは、この滑膜から幹細胞が供給されているためだと考えられた。

採取した滑膜の組織を酵素でバラして培養すると、100個に1個くらいの割合でコロニーを形成する細胞があった。それがすなわち、増殖能力をもつ幹細胞だった。やがて、それらを回収して、効率的に培養させることができるようになった。体性幹細胞は、iPS細胞のように無限に増殖するわけではないが、移植には十分な数を確保できた。

2008年からは臨床研究として、直径2㎝程度までの軟骨の損傷がある患者に対して20例以上の治療を実施している。まず、関節鏡(関節用の内視鏡)で0・5㎎程度の滑膜を採取する。これを約70㎖の自己血清で約2週間培養すると、1人の患者の軟骨の治療に必要な5000万個ほどの幹細胞を確保できる。これを含む浮遊液を、膝関節の軟骨の欠損した個所に、注射針で注入して移植する。

その結果、大半の患者では、移植後、平均3カ月ほどで軟骨の再生がみられ、2年経つ頃には強度も増していた。滑膜が増殖するといった問題は生じていない。

ただし、半月板がすでに切除されていたり、摩耗してしまっている患者では、再生が難しいことが多かった。傷んだりすり減ったりした半月板を放置しておくと、変形性膝関節症になりやすいことも知られているため、半月板の再生は予防の意味からも重要である。

そこで、関矢らは、同じく滑膜由来の幹細胞を注入する方法で、半月板の再生に挑んでいる。２００８年にラットで成功した後、２０１３年にはミニブタで16週後に半月板が再生してくるのを確認しており、近くヒトで臨床研究を始める予定でいる。

自己の幹細胞を自己血清を用いて大量に増やせ、関節鏡という負担の少ない方法で治療できることはメリットが大きい。また、滑膜幹細胞移植だけで対応できる軟骨欠損の範囲は限られているが、変形性膝関節症を克服することが、関矢の究極の目標である。

歯と毛髪——命にかかわらないからこそ

現在、実用化されつつある再生医療は、体性幹細胞を疾患や加齢により障害を受けた組織・臓器に補充するという治療が一般的だ。複数の種類の細胞からなる大型の臓器をつくり出し、そっくり入れ替えるといった治療への道のりは険しい。

東京理科大学総合研究機構の辻孝は、臓器の〝種〟に着目し、これを用いた再生医療に挑んでいる。「臓器を置換する再生医療で、最も有望なのは毛髪、次が歯。ここが突破できないと、内臓再生医療は非常に難しい」。基礎研究から臨床に向けたロードマップを語る。

発生生物学を修めた辻は、企業での造血幹細胞の研究などを経て大学に転じた。再生医療に貢献できる技術を確立できれば、大きな波及効果があると、基礎研究を進めている。

生命の維持にかかわる複雑な機能をもつ内臓は、モデル動物も構築しにくいが、外胚葉器官である歯や毛髪はそれに比べると単純で、アプローチしやすい。

胎児期には、体内の決まった場所に決まった数だけ、各臓器の原基といわれる〝種〟がつくられる。歯の種は歯胚とよばれ、乳歯歯胚は20個、永久歯歯胚は32個、毛髪の種である毛包原基は数十万個、肺原基は左右合わせて1個、腎臓原基は2個できる。歯の場合は、口腔粘膜表面の上皮系幹細胞と、それを裏打ちする間葉系幹細胞が作用し合いながら歯胚ができ、エナメル質と象牙質が形成され、やがてつぼみが開花するように歯が現れる。

ヒトのほとんどの臓器では、胎児の時に1回しか種ができないが、歯は、乳歯歯胚、そして永久歯胚と2回、種ができる(ちなみにサメでは生涯にわたって歯胚がつくられ続けるため、何度も歯が生え替わる)。毛髪ではその本数分だけ種(毛包)があり、約7年に1度その種を作り直して生え替わるヘアサイクルがある。

バラした種を再度組み立てる

歯を再生させるには、〝3つ目の種〟をつくり出して植える方法が早道だ。こうしたアプローチはかねてから試みられていたが、安定して歯をつくり出せずにいた。

マウスでは受精10日目頃から、歯胚が形成されてくる。辻らは、これを取り出して、酵素を用いて上皮系と間葉系のそれぞれの幹細胞に分離し、粘性のあるコラーゲン溶液の中に打

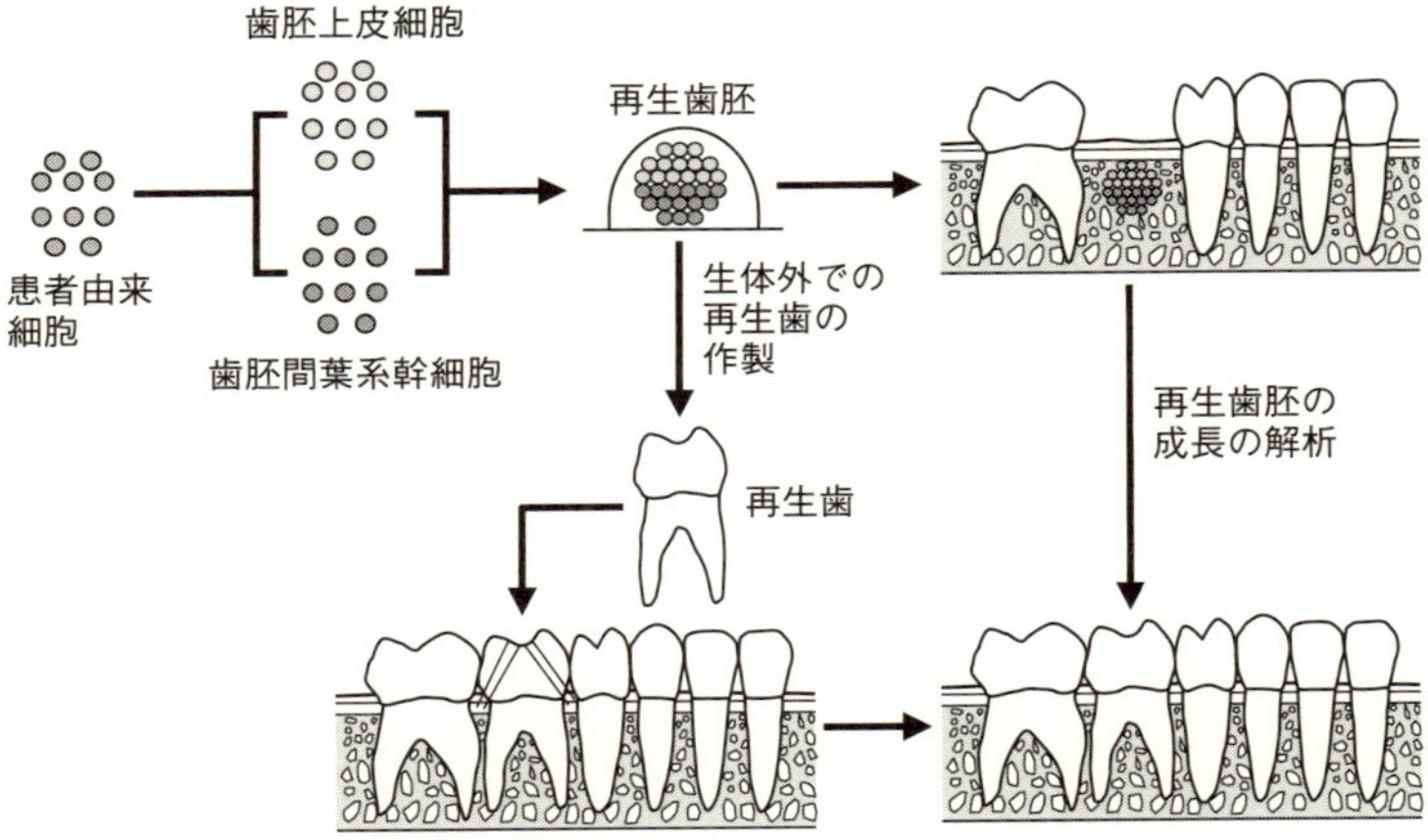

図８　歯の再生治療システムの開発．提供：辻孝．

ち込む方法をとった。遠心分離機で細胞塊周辺の水分をほぼ完全に取り除き、細胞の濃度を体内と同程度にすると、細胞同士を容易に接着させられる。上皮系と間葉系の幹細胞はほぼ等量で、0・2μℓずつとごく微量だが、これを2種類の幹細胞が層構造をなす直径0・5〜0・6㎜の球形の種状にする。

歯の機能を確実に再現

次に、種を育てる。別のマウスの歯を抜歯した後、約1カ月かけて骨や歯肉が元通りになるのを待つ。そして治癒した骨にドリルで穴をあけて〝種〟を植え、歯肉を糸で縫って綴じる。すると、37日目頃には約8割の確率で歯が生え始め、50日頃には噛み合わせに十分な高さまで歯が伸びる。噛み合う歯とぶつかることで歯の伸びが止まることから、何らかの信号が出て最適な噛み合わせになるよう制御されていると考えられている。歯の成長に伴って、土台となる周りの歯槽骨も育ってくる。

もっとも、種から再生した歯が機能を備えていなければ、本物の歯とはいえない。その点、辻らが再生した歯は、11週後には大人の正常な歯と同じ硬さになっており、十分咀嚼に耐えると考えられた。移植した臓器が、神経まできちんとつながっているかについては、これまで他の臓器でもほとんど調べられていないが、辻らは、再生した歯が痛みを感じていることも証明した(E. Ikeda et al.: *PNAS*, **106**, 13145(2009))。

幹細胞探しに世界が挑む

もちろん、治療として行うためには、まだまだ課題がある。再生の実験に用いたマウスは、ヒトでいえば青年期に相当する。本格的に歯が失われる可能性があるのは中高年期以降が多いため、高齢の動物での検証が理想的だ。しかし、それ以上に本質的な問題がある。拒絶反応や倫理的問題を避けるには、自らの幹細胞を用いなくてはならないが、歯胚をつくるための幹細胞がまだ大人のマウスやヒトで見つかっていないのだ。

成人になっても各臓器には体性幹細胞がわずかに存在しており、持続的に細胞を供給している。歯の体性幹細胞は、歯髄や歯周組織、骨、さらには口腔粘膜上皮、歯肉にもそれぞれ存在するといわれており、これを歯の再生に転用できるかもしれない。また、親知らずの歯胚に幹細胞が残存している可能性もある。

歯胚をつくる幹細胞探しには、世界中の研究者が挑んでいる。胎児期の原基以外の幹細胞から歯胚を誘導することは、発生学的にきわめて難しいとされる。共同研究者の友岡康弘は、歯胚の間葉系幹細胞と口腔粘膜の上皮細胞株を組み合わせて歯を再生しており、上皮系と間葉系のいずれか一方を歯胚由来の幹細胞にした組み合わせも探っていきたいという。

歯がなくなってしまった人は、土台となる歯槽骨もなくなってしまい、インプラント治療を受けられないこともあるが、種から育てた歯を別のマウスに植えると、歯根膜に骨がついた状態で歯が再生されていくこともわかっている。また最近では、培養器の中で再生歯胚を発生させて歯と骨を含む歯周組織を有した「再生歯ユニット」をつくり出し、骨とともに植えることによって、顎の骨と骨結合により生着させる技術も確立している。

毛包の種から体毛再生

一方の毛髪は、歯と同様に、種となる毛包原基からひげや体毛を再生するところまで、マウスで実証できている。

歯と同様、まず、胎児マウスの背中の皮膚から上皮系幹細胞と間葉系幹細胞をとりだし、毛包原基を作製する。これを、ヌードマウスの背中の皮膚内へ移植したところ、移植後14日で移植個所の約90％から毛が伸びてきた。さらにこの毛髪は、正常とされる約21日の周期で、成長と退行を繰り返した。次に、成体マウスの頬ヒゲから細胞を採取して毛髪原基を作製し、同様の移植法によって、約74％の頻度で毛髪の再生が確認された。

これまでに、毛包をつくり出せる幹細胞も見つかっている。辻らは形成外科の医師との共同研究を進め、ヒトの男性型脱毛症における治療法の確立を目指して研究を進めている。

歯や毛髪の臨床応用の受け皿として、ベンチャー企業、㈱オーガンテクノロジーズが設立され、辻も役員を務める。今後、細胞治療について、同社が中心となって、1日も早い実現を目指し、治験などの計画を進めていく予定だ。

iPS細胞から毛髪をつくる

毛髪の再生においても、iPS細胞の応用を目指した研究が進んでいる。2013年、慶應義塾大学皮膚科の大山学らは、ヒトiPS細胞から皮膚の前駆細胞を作製し、これを、毛を誘導する能力をもつマウスの細胞とともにヌードマウスに移植。すると毛包の構造が再現され、iPS細胞による毛包の部分再生が示された。ヒトの細胞だけで毛包ができる見通しはまだ立っていないが、将来的には、加齢ややけどなどで毛包を失った場合の再生医療や、治療薬の開発につながるとみられている。

4 再生医療のこれから

iPS細胞を創薬へ

iPS細胞は、病気やけがなどで機能を失った体の組織や臓器を再生させる細胞治療(再生医療)への利用が待望されている。しかし、医療への応用として、より実用化に近いと目されているのが、創薬(新薬の開発)である。2007年、ヒトiPS細胞作製を報告した『セル』誌の論文にも、安全性が克服できなくても、薬のスクリーニングと毒性判定には応用が可能であることが、いち早く示唆されている。

1つの新しい薬ができるまでには、10年以上の年月がかかることが普通で、研究開発にかかる費用も数百億円に上るとされる。iPS細胞を用いれば、動物実験を行うよりも効率よく薬が開発でき、創薬のスピードが加速するものと見込まれている。薬の候補物質が医薬品になる成功確率は、数千分の1とも数万分の1ともいわれ、途中で重い副作用が発覚したり、効能が不十分だとして開発中止となるものが大半である。iPS細胞から誘導した肝細胞を用いれば、医薬品の候補物質の段階から、肝臓毒性の予測をすることが可能で、すでにこれは実用化されつつある。また、副作用についても、たとえば、QT延長という命にかかわるような不整脈は、iPS細胞から誘導した心筋細胞を用いれば予測が可能だとみられている。

さらに期待されるのは、現在有効な治療薬がない難病の治療薬の開発だ。たとえば、アルツハイマー病やパーキンソン病などには、根本的な治療薬がない。こうした病気の患者の体内から発症部位の細胞を採取するのは難しいが、iPS細胞から誘導したさまざまな細胞を培養すれば、病気の発症や進行の過程を体外で再現できる可能性がある。病気になる前後の細胞を調べれば、病気の仕組みがわかり、創薬につなげられるとみられている。

また、薬の効き目には種によって差があることも知られている。たとえば、アルツハイマー病は、脳内のアミロイドβタンパク質の異常な蓄積をきっかけとして生じるとする仮説に基づいた創薬が試みられている。しかし、モデルマウスを用いた試験で有効とされながら、ヒトに投与する治験で効果が認められなかったとして、相次いで4社が開発を中止している。同様に、全身の筋肉が徐々に衰え運動障害などをもたらす筋萎縮性側索硬化症（ALS）でも、マウスで治療効果のみられたクレアチンは、ヒトに投与しても効果がなかった。

そこで、iPS細胞に期待がかかる。ヒトに投与した時とiPS細胞での反応がまったく同じかについてはなお不明な点もあるが、山中伸弥が所長を務める京都大学iPS細胞研究所は、ALS患者の細胞からiPS細胞を作製して疾患を再現させることに成功し、研究用として外部に提供を始めた。

その他にも、単一の遺伝子によって決まる遺伝性疾患であれば、特定の疾患のモデルとなる疾患特異的な細胞をつくりやすい。たとえば、難病の一つ、脊髄性筋萎縮症（ＳＭＡ）という病気は、第5染色体に病因となる遺伝子をもつ劣性遺伝性疾患だが、運動をつかさどる運動ニューロン（神経細胞）をｉＰＳ細胞から誘導することは可能で、それを評価系に用いて変性を抑える物質を探し出せれば、薬になるはずである。

こうした稀少な病気の薬は、製薬会社が手を出しにくい分野でもあり、難病患者の役に立ちたいと基礎研究に進んだ山中の初心は、薬を届けることで遂げられる。

文部科学省と厚生労働省は２０１２年、ｉＰＳ細胞を活用した難病研究のための産学連携のプロジェクトを立ち上げた。これは、難病患者から皮膚や血液などの体細胞を提供してもらい、京都大学など5つの共同研究拠点において疾患特異的なｉＰＳ細胞を作製、患部の細胞へと分化させることで病態を解明し、創薬につなげようというものだ。厚労省の50の難病の研究班と連携しており、製薬企業7社も参画している。

基礎研究から医療への道のり

ｉＰＳ細胞樹立の萌芽となる研究をおこなったのは、２０１２年のノーベル生理学・医学賞を山中とともに受賞したジョン・ガードンだ。ガードンは１９６２年、オタマジャクシの未受精卵にその小腸の細胞から取り出した核を移植して、カエルに成長させた。分化した小腸の体細胞に、成体を作れる遺伝子が保存されていることを示したのだ。

これが哺乳類にも広がり、1997年にイアン・ウィルムット(Ian Wilmut)は、クローン羊「ドリー」を誕生させた。それから10年後、山中らがヒトiPS細胞を樹立した。さらに6年経って、ようやくヒトに用いる臨床研究が開始されたことになる。

薬と同様に、ヒトに用いる前には、生体外での実験、そして動物実験が積み重ねられる。初期に簡単な効果や安全性を見るためには、より効率的に行うためにマウス(小型のネズミ)やラット(大型のネズミ)などの小動物を用いる。次に大型動物(ビーグル犬やブタ)、ものによっては、よりヒトに近い霊長類(サル)などを用いた実験を行うこともある。こうして動物において十分に有効性と安全性を見きわめ、お墨つきを得たものだけが、ヒトを対象にした臨床試験に進んで、さらに安全性や効き目を評価される。

日本の承認制度

再生医療、すなわち幹細胞を用いた移植治療法を開発し、待ち望んでいる患者がそれを受けられるようにするには、日本では大きく2通りの道筋がある。企業などが主体となって、細胞・組織加工品について最初から薬事法に基づいて製造・販売の承認を得るための臨床試験(治験)を実施して保険診療を目指す道と、医師が、医師法・医療法の規制の下に臨床研究を行って「先進医療」として認めてもらい、そこから保険診療へのステップアップを目指す道だ。

加齢黄斑変性の治療は現在、この両者の前段階にあり、まず、6人という少人数の患者に実施して治療法の安全性が確認されれば、より多くの患者を対象にした臨床研究に進む後者の道か、治験に進む前者の道かを選ぶことになる。理研では、この治療の実用化を目指した研究開発のためのベンチャー企業、(株)ヘリオスも立ち上げている。

日本ではすでに、(株)ジャパン・ティッシュ・エンジニアリングによる再生医療用の自家培養表皮と自家培養軟骨が、この前者の、すなわち薬事法に則った道筋によって製造販売の承認を受け商品化されている。治験は、「医薬品の臨床試験の実施の基準に関する省令」もしくは「医療機器の臨床試験の実施の基準に関する省令」(Good Clinical Practice, GCP)を遵守し、厳格な手順で行うことが定められている。

しかし、薬事法とはもともと、規格化された工業製品である薬のためにつくられた法律である。ところが、細胞・組織加工品は、自己の細胞という個体差が大きい原材料を用いて製作する、いわばオーダーメイドの製品で、薬事法にはなじまない。製造者が品質を保証してから出荷しなくてはならないのは当然のことだが、細胞自体や培養法に起因するリスクなどは、いかに製造工程を整備したところで、排除できない。

それに加えて、細胞・組織加工品は、新規性が高く、過去の使用経験・情報の蓄積が乏しいため、リスクの予測が難しい。また、ヒトや動物由来の細胞・組織を用いることから、感染性物質混入のリスクも高い。こうした特徴があるため、かつては基礎研究と動物による安全性試験、品質試験などを行った後、厚生労働省に「確認申請」をする手続きが必要だった。審査は、2004年に設立された(独)医薬品医療機器総合機構(PMDA)が実施する。しかし、この確認申請は廃止され、PMDAが事前に「薬事戦略相談」を受ける制度に改められた。企業はその後に治験届を提出して、実際の治験を実施する。

治験では通常、徐々に対象患者数などを増やして3段階の試験が行われるが、各段階で治験届を提出し、最終段階の第Ⅲ相試験では、従来の治療法との統計的有意差を出さなくてはならないが、そもそも細胞自体にばらつきがあるので、再生医療にはなじまない。さらに、製造販売後審査もあるなど、膨大で煩雑な手間と年月を必要とする。

たとえば、自家培養軟骨の場合、2004年5月に治験が開始され、自家培養軟骨ジャック®として製造販売承認を2009年に申請し、2012年に取得した。保険適用となったのは、2013年4月である。1996年に島根医科大学(当時)にいた越智光夫が、世界に先駆けて患者を対象に臨床研究を始めてから数えても、17年の年月が経過している。もちろん、それ以前の動物実験などを含めれば、さらにこの期間は延びる。

治験には、医師が主導して薬事の承認を目指すものもあるが、やはりGCPを順守して行うので、手間がかかることには変わりはない。

もう一つの道である先進医療のための臨床研究は、医師法・医療法に基づいて実施される。生きた細胞で有害事象が生じて患者の不利益とならないよう、研究の質を担保する意味合いから、2006年に施行された「ヒト幹細胞を用いる臨床研究に関する指針」(ヒト幹指針)を遵守しなくてはならない。日本では、胎児由来の細胞の臨床研究は認められておらず、ヒト幹指針でもES細胞は対象外とされた。その後、2010年に同指針が改正され、iPS細胞を用いた臨床研究が解禁された。ヒトES細胞もその対象に含められたが、倫理上の問題から「ヒトES細胞の樹立及び使用に関する指針」(2009年改正)ではヒトES細胞の人体への移植を許可していないため、事実上、ES細胞の臨床研究はできない。

この臨床研究の成果を受けて、「先進医療」を目指すことになる。先進医療とは、まだ保険診療には認められていないが、ある程度の安全性や有効性が確認された新たな医療技術や治療法だ。

先進医療を登録しようという医療機関は、技術内容、当該医療機関での実績、実施体制、文献などの書類を揃えて厚労省に申請する。これを受けて、専門家による先進医療会議では、有効性、安全性、技術的成熟度などの基準から妥当性を検討し、審査、承認する。この道筋だと、臨床試験のような大規模な試験を経ずとも、最先端の治療を実施できる。

公的医療保険制度では、保険が適用される診療と保険適用外の診療(自由診療)を組み合わせる「混合診療」を原則として禁じている。有効性や安全性の疑わしい医療に歯止めをかけなくてはならないからである。自由診療の治療を受けると、診察や検査、入院費用など、本来保険診療であるべきものも全額自己負担となる。しかし、先進医療については、この「混合診療」が例外的に認められており、先進医療以外の部分には保険がきくようになる。

先進医療は、いずれ保険適用することを前提としている。この見きわめの期間に、有効性や安全性に問題がなく、確かな技術と認められれば、保険適用の可否を議論するために再度、先進医療会議の場に持ち込まれる。

先進医療には、先進医療技術とともに用いる医薬品や医療機器が薬事法上の承認・適用があるものと、未承認の医薬品や医療機器を用いることができるものがある。２０１３年10月現在、あわせて１０７種類の技術が承認されているが、数十万～数百万円かかるものもある。現在の制度になった２００６年度以降、63の技術が保険適用になった一方で、効果が認められず除外されたものも38ある。

ｉＰＳ細胞の基礎研究、そして、それを用いた治療法の開発・実用化には、今後も数百億円規模の資金が投じられる予定である。こうした科学研究費は、すべて国民の税金から捻出されている。保険料も国民が負担しているものだ。その意味からは、ｉＰＳ細胞を用いた医療は、限られた医療機関で一部の人だけが受けるものではなく、広く国民が享受できる保険診療に含められることが望ましい。細胞・組織加工製品の製造には費用がかさむので、保険適用外となれば、さらに医療費は高額とならざるをえず、しかも施設によって品質にばらつきがある可能性もある。本当に必要としている人に、ｉＰＳ細胞を用いた治療が手の届かないものとなる恐れがある。

しかし、最初から治験を目指すには、企業は膨大な手間とコストに耐えなければならない。このため、セルシード社の角膜再生上皮シートのように、欧米での治験という道が検討されることもある。医薬品などでも海外の実績を基に、外圧で市場が開かれることもある。

もう1つ、日本では「自由診療」という形で、医師が自らの裁量の下、自費診療でｉＰＳ細胞を用いた医療を提供することもできる。治療以外にも美容などを目的として、すでに幹細胞が使われている。治療を行う医師自身が、ヒトの細胞・組織を自らの患者に使用する医療行為だが、品質や有効性、安全性について、国の評価や承認を得たものではなく、〝野放し〟にあるとの批判もある。

薬事法改正へ

再生医療については、これまで臨床研究と治験に共通のルールがなかった上、治験のハードルが高すぎて承認審査に手間と時間を要し、承認の道筋も不明確だった。このため、日本発の技術でありながら日本人が最初に使うことができなかったり、研究者が海外に流出する事態も招いているとされる。こうした反省に立ち、日本再生医療学会の提案などに基づき、薬事法の改正法案が国会に提出されている（２０１３年10月現在）。

法案では、医薬品や医療機器とは別に「再生医療等製品」という分類を設け、治験で安全性が確認できれば、有効性が推定されると判断された段階で、販売期間や販売先を限定して承認する。有効性については市販後の一定期間に検証できれば、審査を受けて正式な承認を得ることになる。新たな制度で、承認が加速すると期待されている。法改正後は、法律名も「医薬品、医療機器等の品質、有効性及び安全性の確保等に関する法律」と改まる予定だ。

一方で、患者の保護も進めなくてはならないため、同時に提出されたのが「再生医療等の安全性の確保等に関する法律案」だ。こちらは、幹細胞を用いる再生医療を人体へのリスクに応じて3段階に分類し、実施する手続きをそれぞれに明確化して、厚労省への届出を義務づける。iPS細胞を用いる治療は、もっとも高リスクに分類される。また、すでに自由診療などで先行しているものについても適用、実態を把握し、是正する。

さらに、従来は医療機関でしか行えなかった、細部の培養や加工を企業に外注できるような規制緩和も盛り込まれている。医療機関が設置や維持に負担のかかる細胞培養センター(CPC)を整備しなくても済み、費用がかさむ問題を回避できるようになる。

日米欧の規制の違い

欧米には、日本のように、臨床研究か企業治験かであるかによって異なった規制や道筋はない。また、ヒト由来の細胞・組織加工品は、米国食品医薬品局(FDA)では「ヒト細胞、組織、および細胞組織利用製品」という分類に含められ、EUの欧州医薬品庁(EMA)では「ヒト細胞由来医薬品」とよぶ。いずれにおいても、細胞の種類による区別はない。米国ではES細胞の臨床応用が可能になったが、EUでは、国によってはES細胞を臨床には用いることができない。

米国で臨床試験を開始するにあたっては、FDAに届出をして、承認を得なくてはならない。これまでに2つのES細胞由来品の治験が承認されている。1つは、ジェロン(Geron)社のオリゴデンドロサイト前駆細胞製品(GRNOPC1)で、脊髄損傷の患者などへの適用が2009年1月に承認された。その後、同年10月に、世界で初めてのES細胞由来製品として、ヒトへの投与が実施された。

次いで、アドバンスセルテクノロジー(Advanced Cell Technology, ACT)社のヒトES細胞由来網膜色素上皮細胞は、2010年11月にスターガルト病(若年におこる先天的な黄斑変性)、2011年1月には萎縮型の加齢黄斑変性に対する治験が承認されている。

なお、期待を集めたジェロン社のGRNOPC1だったが、実は2011年11月、同社は治験を中止し、再生医療からの撤退を決めた。コストがかさむ上、規制が複雑だというのが理由だ。米国でも、とりわけベンチャーなどには、厳しい道のりであることに変わりはない。

一方でACT社は順調に開発を続けており、対象患者数も増やしている。脊髄損傷の治療の複雑さに比べると、網膜色素上皮細胞を作製してシート状にして貼りつけるのは単純でやりやすいというのも一因だろう。

欧州では、ヒト細胞由来医薬品(体細胞治療薬、組織工学製品)、遺伝子治療薬とあわせて「先端医療医薬品」(Advanced Therapy Medicinal Products, ATMP)と総称され、医薬品としての規制を受ける。EU域内で流通させるためには、EMAの中央審査を受けなくてはならない。また、医薬品としての製品開発を目指していなくても、ATMPの臨床試験には、実施各国の規正当局による承認を得なくてはならない。

iPS細胞のストックをつくる

自己の細胞を用いて治療ができることはiPS細胞の最大の利点だが、現実の治療を考えた場合、iPS細胞の作製に膨大な手間と費用がかかることは、やはり大きな障害となる。皮膚細胞であれ血液であれ、1人の細胞からiPS細胞を作製するには、実験用でも数十万円かかるが、これが治療用となると、数百万円~数千万円にまで膨れ上がる。徹底した品質管理が必要で、安全性などを検証するための入念な検査が必要なためだ。また、現状では1回に1人分しかつくれず、厳密に空調が整ったクリーンルームを占拠することになる。

今回始まった加齢黄斑変性の臨床研究は、患者自身の皮膚細胞から作製したiPS細胞を用いるが、これが一般の治療となった場合、治療費は患者個人の負担ではとても賄い切れないものになりかねない。さらに、iPS細胞を樹立した後、目的の臓器に誘導するまでには半年以上かかり、その間に進行して治療がかなわなくなるような病気も多い。

こうした問題点を解決するため、山中らは京大iPS細胞研究所において、あらかじめ再生医療用に用いるためのiPS細胞のストックの構築を進めている。これらは患者本人の細胞ではなく、他人の細胞だが、できるだけ拒絶反応を少なくするような工夫がある。

ヒトの体液や細胞はそれぞれ、ヒト白血球型抗原（Human Leukocyte Antigen, HLA）とよばれる細胞の型をもつ（白血球だけにあるわけではないので、主要組織適合抗原ともいわれる）。これをあわせて移植しないと、拒絶反応がおこる可能性がある。血液型が合わない血液を輸血して、血液凝固などがおこってしまうのと同じだ。

血液型であれば、4つの型を合わせればおおむね事が足りるが、HLAの型は数万通りともされ、完全に一致するのは一卵性双生児ぐらいで、親きょうだいでも異なる。数万種類のiPS細胞ストック作製は現実的ではないが、輸血の際のO型血液のように、拒絶が抑えられる型が存在する。それは、両親から同じ型のHLAを受け継いだ人（HLAホモ）の場合で、HLA型がAA、BB、CCのような形になる。たとえばAAの人であれば、その細胞をABの人やACの人に移植しても、拒絶反応を最小限に抑えられることが知られている。

日本人で出現頻度が高いHLAの型であれば、1人のHLAホモの人をドナーとするだけで約20％の人の移植に適するとされる。140人のHLAホモならば、90％がカバーできる。140人のHLAホモの人を見つけるには、約20万人のHLAを調べなくてはならないが、幸い、すでにHLAの型を調べた人がいる。たとえば、臓器移植のドナー候補になった人、血小板などの成分輸血をした人、造血幹細胞の移植のために臍帯血を提供した人などだ。

山中らは、京大医学部附属病院、日本赤十字社、兵庫さい帯血バンクの協力を仰いで、HLAホモとわかった人には、iPS細胞ストックへの協力を打診。自主的に名乗りを挙げてくれた人にドナーとして登録してもらう。出産時の採取から使われないままに10年以上経過した臍帯血からでも、わずか数㎜四方の皮膚の細胞からでもiPS細胞を樹立できるので、ドナーの負担は少ない。

このプロジェクトは10年がかりの予定だ。最初の5年で頻度の高いほうから5〜10のHLA型のiPS細胞を作製し、後半の5年で、日本人の80〜90%をカバーすることを目指す。移植用細胞の作製という、ミスが許されない世界で、作製者と、手順に誤りがないかそれを監視する人と合わせて、2人1組の緊張した作業が続けられている。できあがったiPS細胞は液体窒素で保存するとともに、徹底的な品質管理をして、厳密なチェックをクリアした一部の細胞だけが、臨床研究を行う研究者に提供されることになる。

しかし、いくらHLAホモのドナーからつくったiPS細胞であっても、自分の細胞でない以上、拒絶反応がおこる可能性はないとはいえない。このため、並行して、各臓器ごとに、HLA型を一致させることがどれだけ拒絶反応を抑制できるかも調べていく。

あわせて、自己の細胞からiPS細胞をより安く・より速く、そしてより安全に樹立するための技術開発も進めている。世界中で進められている日進月歩の技術革新によって、自己の細胞を用いた移植を実現する日が遠からず訪れるかもしれない。

安全性ふたたび

山中は、安全性が高い細胞を効率的に提供することで、自らが扉を開いた再生医療の歩みを前に進めることを、自分の使命だと感じている。安全性の問題は、乗り越えなくてはならない最大の壁である。２００７年の『セル』誌においても、「安全性の問題を克服できた場合には、ヒトｉＰＳ細胞は再生医療にも適用可能である」と、山中は記している。

ｉＰＳ細胞の大きな特徴の１つは非常に増殖能力が高いことで、山中は、「それは長所でもあり、同時に、短所にもなりうる」と言う。マウスでのｉＰＳ細胞樹立から6年以上経っても、安全性の問題はなお克服できていない。そして、ｉＰＳ細胞と同じように無限の増殖能力をもつ細胞を、私たちは知っている。それはがん細胞だ。その意味で、ｉＰＳ細胞とがん細胞はよく似ているのだ。

当初、山中ファクターの中に、自己複製を促進するがん遺伝子である *c-Myc* が含まれていること、そして、遺伝子を注入するベクター（運び屋）として用いられるレトロウイルスは、染色体に取り込まれる部位によってはがんを発症するということが指摘されていた。

その後、作製方法が改良され、*c-Myc* を除いたり、レトロウイルスを用いない遺伝子の導入方法などが開発された。しかし、がん化の可能性をゼロにはできない。
再生医療に用いる時に、目的とする細胞へとiPS細胞を完全に分化誘導できればいいが、未分化なままのiPS細胞が残っていると、それが暴走する恐れがあるのだ。いかに完全に分化させるか、そしてさらに、目的以外の物が混ざっていたらそれを取り除く手段があるかが、再生医療を成功に導くためのカギになる。

「しかし、いくらよい株を選んでいくら分化を最大にさせたとしても、腫瘍ができる副作用はゼロにはなっていない」。山中は、口をきわめて言う。

加齢黄斑変性の網膜色素上皮細胞は茶褐色のため他の細胞と区別が容易だ。さらに、目はもともとがんの発生が少なく、万一、腫瘍ができても、外から観察できるので早期に見つけやすく、レーザー治療で簡単に除去できる。これらも、最初の一歩を踏み出せた要因とされる。

また、それに続くと予定されている脊髄損傷の治療では、万が一、発がんリスクが認められれば、移植の際の免疫抑制薬をやめる、化学療法をおこなう、手術で除去するといった対策を講じることとしている。こちらも、ブレークスルーが期待されている。

日本版NIH構想、そして……

日本の基礎研究の水準はけっして海外に引けをとるものではない。iPS細胞は、世界に優位性を保つ技術の代表だ。医科学の分野でも、宇宙開発やほかの基礎研究のように産官学が協力して研究開発をしていく仕組み、そして、基礎研究の成果を臨床へと実用化させる橋渡し研究（トランスレーショナルリサーチ）がますます重要になる。

２０１３年4月には、ｉＰＳ細胞などを使った再生医療の早期の実用化を促す再生医療推進法が成立、研究から実用化まで国が支援する責務が明記された。また、規制緩和や制度の見直し、予算の重点配分の司令塔として、２０１５年度には、米国の国立衛生研究所（ＮＩＨ）にならった「日本版ＮＩＨ」の創設が予定されている。

米国のＮＩＨとは、生命科学研究の一大拠点であり、３００億ドル（約3兆円）という潤沢な予算をもち、がんや老化など疾患別を中心とした27の研究所に約６０００人の研究者を擁している。その審査と研究評価においては、優れたピアレビュー（査読）の制度があり、生命科学研究の予算配分に大きな権限を有しているのが、ＮＩＨの最大の特徴だ。

日本にＮＩＨのような横断的組織がないことは、基礎研究の実用化で世界に遅れをとる障害となっていると指摘されていた。医療分野の研究開発予算が、「基礎研究が文部科学省」「臨床研究が厚生労働省」「応用が経済産業省」と縦割りで編成されていたのを、日本版ＮＩＨに一元的に掌握させ、研究の進捗度合いに応じて、実用化に道をつけていくことを目指す。

＊

再生医療が実現すれば、事故や病気で臓器の回復がかなわない人に対して、これまでなしえなかった治療が実現する。あわせて、将来の医療費を削減でき、新たな産業をつくり出せるかもしれない。しかし、iPS細胞は、〝万能薬〟だと決まったわけではない。そしてまた、加齢で衰えた身体機能を回復して〝不老不死〟を実現するための魔法の薬ではない。仮に一般医療となったとしても、保険適用には一定の歯止めをかけなくてはならないだろう。

iPS細胞の臨床研究が開始されても、まだまだ、誰もがそれを享受できる日までは、長い道のりがある。決して、平坦ではないかもしれない。立ち止まったり、引き返さなくてはならないこともある。ただし、iPS細胞の可能性を信じ、安全性とスピード、リスクとベネフィットのバランスをはかりながら、多くの科学者たちがたゆまぬ努力を重ねていることを忘れてはならない。

そして、1日でも早くiPS細胞を患者に届け、今まで治らなかった病気を治したいという強い意志こそが、今でも自分は医師だと思って研究を続けている山中を支えている。

——I really want to, I really need to bring our technology, iPS cell technology into clinics, into patients. I really have to do that before I meet both of my fathers in the near future.

（2012年12月7日、ノーベル賞受賞のスピーチの最後の締めで、2人の亡き父、医師になることを勧めてくれた実父と、医師たる者はどうあるべきか教えてくれた義理の父に捧げる言葉）

塚崎朝子
ジャーナリスト．読売新聞記者を経て，医学・医療，科学・技術分野を中心に執筆多数．国際基督教大学教養学部理学科卒業，筑波大学大学院経営・政策科学研究科修士課程修了，東京医科歯科大学大学院医歯学総合研究科修士課程修了．神奈川県立保健福祉大学非常勤講師．専門は医療政策学，医療管理学．著書に，『新薬に挑んだ日本人科学者たち』『いつか罹る病気に備える本』(いずれも講談社)などがある．

岩波 科学ライブラリー 218
iPS細胞はいつ患者に届くのか
再生医療のフロンティア

2013年11月26日 第1刷発行

著 者 塚崎朝子《つかさきあさこ》

発行者 岡本 厚

発行所 株式会社 岩波書店
〒101-8002 東京都千代田区一ツ橋2-5-5
電話案内 03-5210-4000
http://www.iwanami.co.jp/

印刷・理想社 カバー・半七印刷 製本・中永製本

ISBN 978-4-00-029618-2 Printed in Japan

●岩波科学ライブラリー〈既刊書〉

213 三上 修
スズメ つかれ・はなれず・二千年
〈生きもの〉
カラー版 本体一五〇〇円

「ザ・普通の鳥」スズメ。しかしその生態には謎がいっぱい。人がいないと生きていけない？数百キロも移動？あれでけっこう意地悪!?減りゆく小さな隣人を愛おしみながら、その意外な素顔を綴る。とりのなん子氏のイラストつき！

214 平田 聡
仲間とかかわる心の進化
チンパンジーの社会的知性
本体一二〇〇円

仲間と協力する。仲間をあざむく。心の病を患う可能性すらあるチンパンジー。その社会的知性は進化の産物であり、本能に支えられてはいるけれども、年長者や他の子どもとのつきあいの中で経験と学習をしなければ育たない。

215 田中敏明
転倒を防ぐバランストレーニングの科学
本体一二〇〇円

元気な明日のために、ヒトの体のことを知って効果的にトレーニング！ 高齢者の転倒予防には、筋力や柔軟性に加えてバランス能力も重要だ。運動学理論に基づいた、独自の方法をわかりやすいイラストでレクチャーする。

216 牧野淳一郎
原発事故と科学的方法
本体一二〇〇円

原発事故の巨大さは嘘をまねく。放射性物質や原発事故のリスクが一人一人の生活に上乗せされる時代に、信じるのではなく、嘘を見抜いて自ら考えていくための方法とは。原発再稼働と健康被害推定をめぐる実践的な思考の書。

217 岡田 匡
糖尿病とウジ虫治療
マゴットセラピーとは何か
本体一二〇〇円

糖尿病などで足の潰瘍・壊疽をひき起こし、下肢切断を余儀なくされる人が少なくない。ところが切断せず画期的に潰瘍を治癒する方法がある。なんとハエのウジ虫を使う。それはどんな治療なのか。驚きの治療のしくみを解説。

定価は表示価格に消費税が加算されます。二〇一三年一一月現在